Leitsymptome in der Aurachirurgie Band 11

AF206667

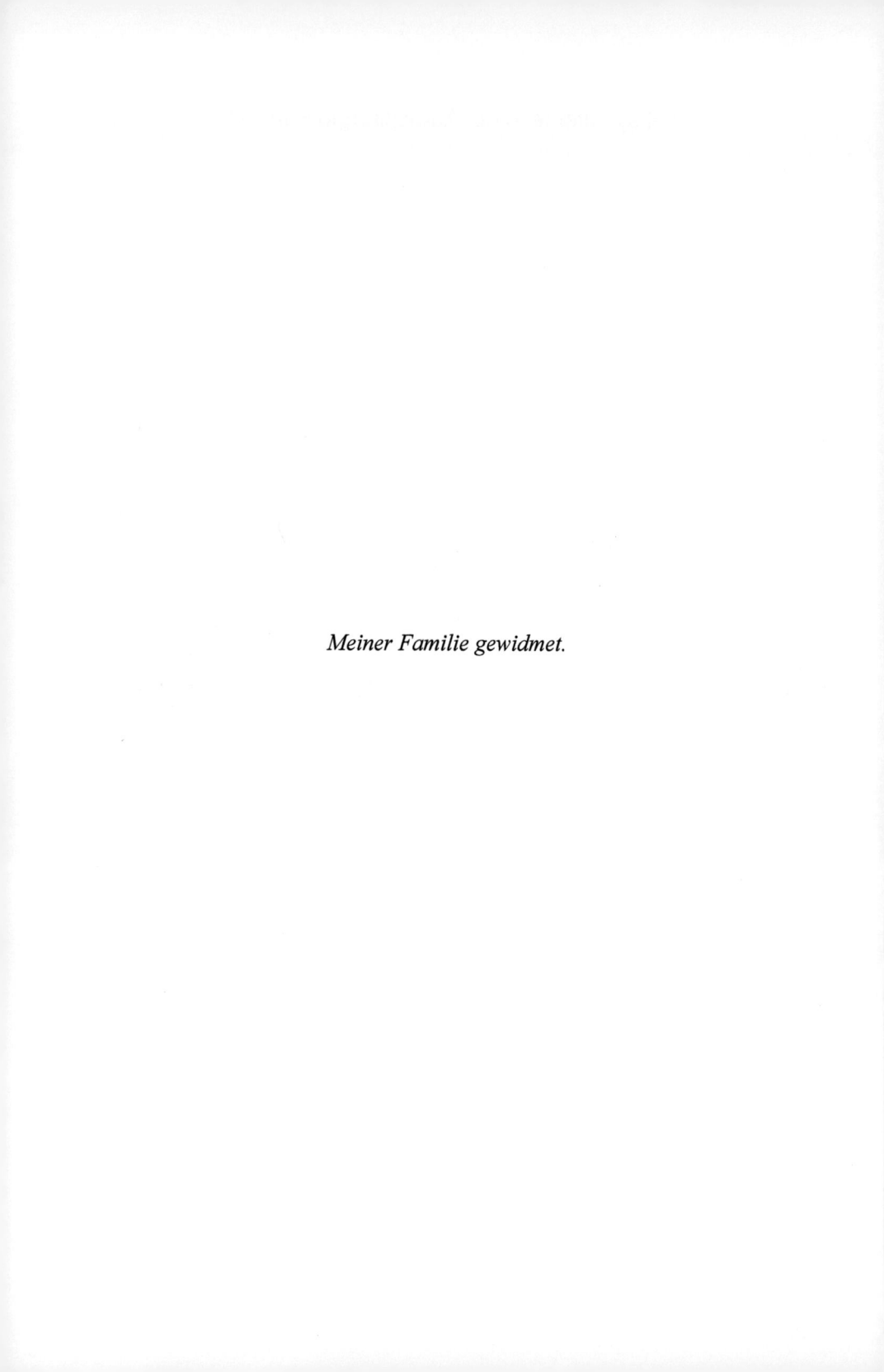

Meiner Familie gewidmet.

Mathias Künlen

Leitsymptome in der
Aurachirurgie

Medizin im
21. Jahrhundert

Band 11

Impressum:
Herausgeber: IFA Institut für Aurachirurgie AG, Fürstentum Liechtenstein
Autor: Dr. Mathias Künlen
Layout: Carsten Kienle
Umschlaggestaltung: Dr. Mathias Künlen, Carsten Kienle
Internet: www.aurachirurgie.me
E-mail: info@aurachirurgie.me

© 2018
Herstellung und Verlag: BoD – Books on Demand, Norderstedt.
ISBN: 9783746074948

Bibliografische Information der Deutschen Nationalbibliothek

Die Deutsche Nationalbibliothek verzeichnet diese Publikation in der Deutschen National-
bibliografie; detaillierte bibliografische Daten sind im Internet über http://dnb.d-nb.de
abrufbar

1. Auflage 2018

HINWEIS: Wie jede Wissenschaft ist die Medizin ständigen Entwicklungen unterworfen.
Forschung und klinische Erfahrung erweitern unsere Erkenntnisse, insbesondere was die
Behandlung von Krankheiten anbelangt.

Herausgeber und Verlag haben große Sorgfalt darauf angewandt, dass alle Empfehlungen dem
aktuellen medizinischen Wissensstand entsprechen. Für Angaben von Applikationsformen und
Therapiehinweisen kann vom Autor und Verlag keine Gewähr übernommen werden. Jeder
Benutzer ist angehalten, durch sorgfältige Prüfung und gegebenenfalls nach Konsultation
eines Spezialisten festzustellen, ob die beschriebenen Therapiemöglichkeiten im konkreten
Fall anwendbar sind. Jede Therapieanwendung geschieht auf eigene Gefahr des Benutzers.
Autor und Verlag appellieren an jeden Benutzer, ihm etwa auffallende Ungenauigkeiten
mitzuteilen.

Inhalt

Einleitung

Dieses Buch illustriert Fallbeispiele der Aurachirurgie anhand von Leitsymptomen. Die Reihenfolge der Leitsymptome ist absichtlich ungeordnet bzw. nicht nach Fachrichtungen sortiert. Dies entspricht dem „täglichen Brot" des praktizierenden Aurachirurgen, indem die Patienten während eines Tages ganz unterschiedliche Beschwerden präsentieren. Die Fallbeschreibungen illustrieren, wie vielfach verschlungen die diagnostischen Pfade und differentialdiagnostischen Überlegungen sein können, bis letztlich eine wirksame Therapiemethode erkannt wird. Ausgehend von einem Leitsymptom werden die aurachirurgischen Untersuchungen am Patienten auch mithilfe der nicht-linearen Systemanalyse durchgeführt. Alle Fallbeispiele stehen exemplarisch für die Vorgehensweise in der energetisch-informatorischen Methode der Aurachirurgie, eine Vorgehensweise, die sich von der morphologisch orientierten Schulmedizin unterscheidet.

Aurachirurgie versteht sich als Ergänzung zu etablierten Medizinsystemen wie der Schulmedizin oder der Komplementärmedizin. Sie erhebt explizit keinen Anspruch auf Alleingültigkeit und sollte hinsichtlich ihrer Indikationsstellung stets vergleichend abgewogen und unter Umständen ergänzend angewendet werden.

Aurachirurgie hat inzwischen einen hohen wissenschaftlichen Standard erreicht, mit der Möglichkeit zur bildlichen Darstellung und gar quantitativen Messung von seelisch-geistigen Störungen. Sowohl im Rahmen der Diagnostik als auch insbesondere in der Vorabtestung von Therapieansätzen und in der Erfolgsmessung von aurachirurgischen Behandlungen gibt es beeindruckende Fortschritte des geistigen Heilens, wie man sie bis vor kurzer Zeit noch für unmöglich gehalten hätte. Mit den in diesem Buch gezeigten Verfahren und Methoden steht die Aurachirurgie den wissenschaftlichen Standards der westlichen Schulmedizin nicht mehr nach, im Gegenteil, sie führt in Bereiche des Heilens, von denen die Schulmedizin gegenwärtig weit entfernt ist. An dieser Stelle sei betont: Geistiges Heilen mittels Aurachirurgie beschreibt keine Wunderheilung. Die Wirksamkeit und der Erfolg der Aurachirurgie ist dem speziellen Zugang zum Patienten zu verdanken, einem klar definierten und exakt anwendbaren energetisch-informatorischen Weg.

Seit Jahren arbeite ich mit großer Begeisterung als Aurachirurg. Immer wieder bin ich beeindruckt, ja geradezu verblüfft, welch schlüssigen Erklärungen ich mit dieser Methode bei meinen Patienten für ganz unterschiedliche Symptome und Krankheitsbilder finde, und mit welcher Wirksamkeit ich zur Heilung beitragen kann.

Hinweis: Wenn in diesem Buch von „Arzt" die Rede ist, so wird dies verstanden im Sinne dessen, der heilt. Der Begriff umfasst somit auch Heilpraktiker, Therapeuten und Heiler. Dabei beinhaltet der Begriff „Arzt" sowohl den männlichen Arzt als auch die weibliche Ärztin. Ebenso bezieht sich der Begriff „Patient" auch auf „Patientin". Um die Lesbarkeit des Textes zu erhöhen, werden hier nur die männlichen Formen verwendet.

Ruggell, Liechtenstein im Dezember 2018.

Leitsymptome

In den folgenden Fallbeispielen finden sich zahlreiche Abbildungen der nicht-linearen Systemanalyse. Angezeigt werden immer zwei Bilder, das obere zeigt den Ausgangsbefund, das untere den Befund nach Invertierung eines Einflussfaktors, z.B. Elektrosmog. Eine Invertierung ist an sich noch keine Therapie, sondern dient nur zur diagnostischen Eingrenzung. Sie untersucht, ob sich der energetische Befund eines Organsystems verändert, sobald man einen Kausalfaktor aus der Betrachtung herausnimmt, z.B. einen Candida albicans als Kausalfaktor im Darm. Verbessert sich der energetische Befund bei nochmaliger NLS-Analyse durch Invertierung, so zeigt dies, dass dieser Kausalfaktor entsprechend verantwortlich zu machen ist für die schlechte energetische Ausstattung des jeweiligen Organs. Bleibt der Befund hingegen gleich oder verschlechtert sich gar, so bedeutet dies, der der angenommene Kausalfaktor keine Rolle spielt bzw. dass die Anfrage an das NLS-Analysesystem falsch formuliert ist. Durch Invertierung lassen sich viele Kausalfaktoren schnell und unkompliziert prüfen: Mikroorganismen wie Bakterien, Pilze, Protozoen oder Viren, allergene Substanzen, Nahrungsmittel, aber auch Medikamente, die dem Patienten testweise zugegeben oder auch weggenommen werden. Auf diese Weise lässt sich untersuchen, ob ein bereits gegebenes Medikament Nutzen bringt oder eher schadet. Gleichermaßen lässt sich evaluieren, was ein neu gegebenes Medikament entsprechend am Organsystem energetisch verändern würde.

Die Klassifikation geschieht durch farbliche Markierungen, entsprechend den Schulnoten, 1 ist die beste Note, 6 die schlechteste (helle Vielecke die Note 1, helle Kreise die Note 2, nach oben gerichtete Dreiecke die Note 3, nach unten gerichtete Dreiecke sind die Note 4, dunkle Rauten sind die Note 5, schwarze Vierecke sind die Note 6).

Gebärmuttervorfall

Anamnese: Die 64-jährige Patientin kommt wegen des beim Gynäkologen diagnostizierten Uterusprolapses in die aurachirurgische Behandlung. Das Problem bestehe nun schon seit einem halben Jahr, die Portio uteri schaue zur Vagina heraus, was nicht nur kosmetisch ein Problem darstelle, sondern auch funktional.

Aurachirurgie: In der aurachirurgischen Exploration finden sich keine karmischen Muster. Bei Resonanzsuche über den Anatomieatlas zeigt die Patientin eine deutliche Resonanz im Bereich des Uterus bei Punktion mit der chirurgischen Sonde. Entsprechend wird eine aurachirurgische Operation durchgeführt. Voraussetzung ist, dass die Patientin spürt, wenn der Uterushals virtuell nach oben gezogen wird. Viele Patientinnen beschreiben, dass sie dies als Gefühl der Erleichterung empfinden.

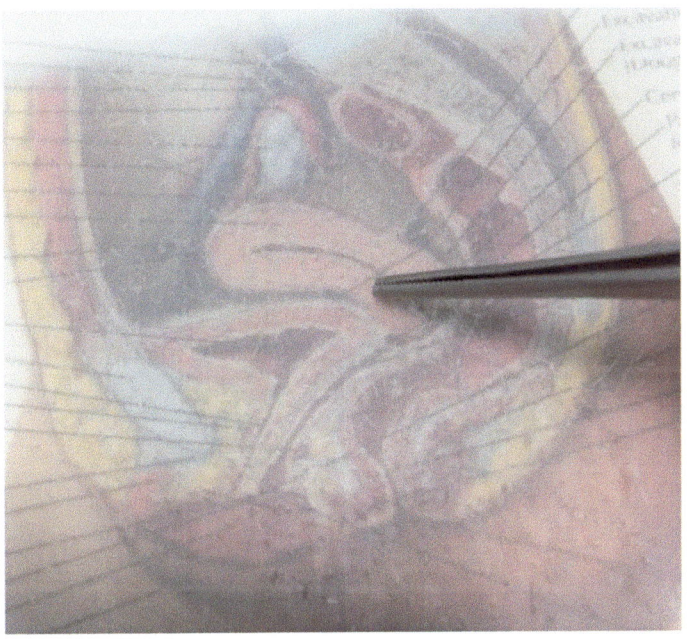

Abb. 1: *Isthmus uteri: Virtuelle Umschlingung des Uterushalses" im Bereich der Einschnürung" mit einem elastischen Band.*

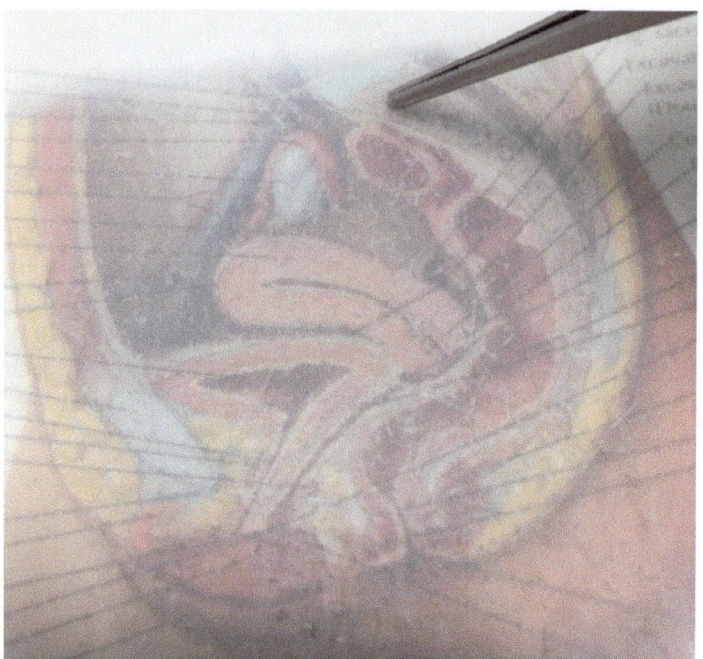

***Abb. 2:** Setzen eines virtuellen Bohrloches im Bereich des oberen Kreuzbeines, Eindrehen einer Schraube und Fixation des elastischen Bandes, Uterus nach oben ziehen unter Anwendung der Bewusstseinstechnik mit Tonbildung „o" (Erläuterungen zur energetischen Tonbildung siehe Lehrbuch der Aurachirurgie).*

Bewertung: Die aurachirurgische Fixierung des Uterus im Bereich des Kreuzbeins durch eine virtuelle Umschlingung ist eine bewährte aurachirurgische Operation, die bereits vielen Patientinnen gut geholfen hat.

Hodenzysten

Anamnese: Ein 41-jähriger Patient kommt in die Behandlung wegen seiner seit zwei Jahren rezidivierenden Nebenhodenentzündungen und Nebenhodenzysten. Vom Urologen sei eine Harnröhrenverengung diagnostiziert worden, die dieser als Auslöser der wiederkehrenden Entzündungen interpretiert und deshalb die Harnröhre mechanisch dehnen will, was der Patient aber ablehnt. Der Patient berichtet weiter über einen seit Jahren bestehenden Tinnitus, er arbeitet als Jurist in einer Pensionskasse.

Aurachirurgie: In der aurachirurgischen Exploration zeigt sich das karmische Muster von Schwarze Magie mit Betonung im Brust- und Bauchbereich sowie mit einer deutlichen Resonanz zwischen den Beinen, was bei Männern typischerweise als Lebensangst oder auch als Lebensversagen interpretiert werden kann. Dazu kommt das karmische Muster des Erhängens, der Patient beschreibt seine Schwierigkeiten mit Krawatten und ist froh, dass seit drei Jahren eine neue Verordnung in der Pensionskasse gilt, nach der die Mitarbeiter nicht mehr in Anzug und Krawatte zur Arbeit erscheinen müssen. Schließlich zeigt sich noch das karmische Muster des Sklavenjochs, was wiederum zu der Schilderung des Patienten passt, der sich niedergedrückt und in der Entfaltung seiner Interessen und beruflichen Möglichkeiten beschränkt sieht.

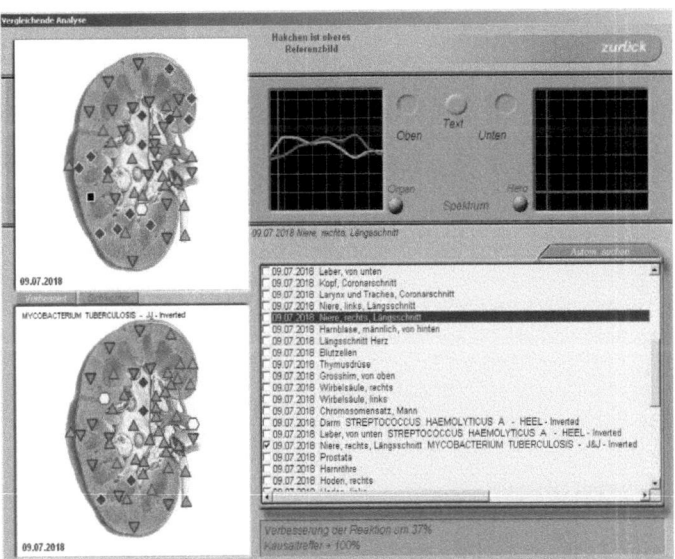

Abb. 3: *Niere rechts: Energetische Störung, bei Invertierung von Mycobacterium tuberculosis Verbesserung des energetischen Befundes um 37%.*

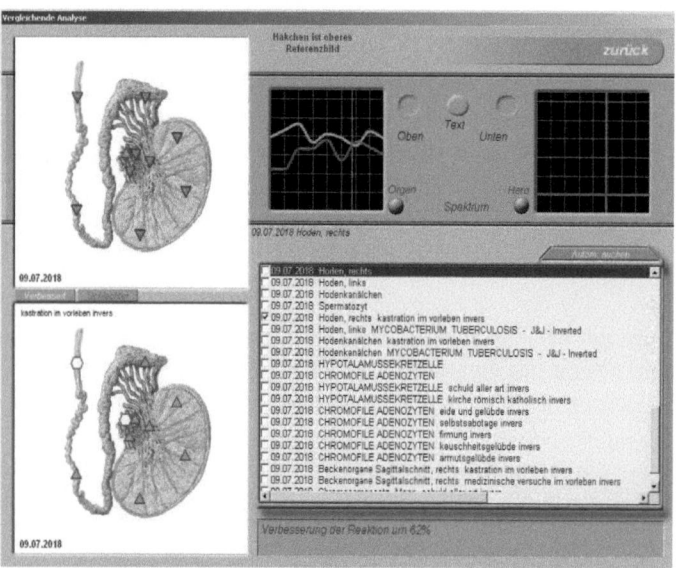

Abb. 4: *Hoden rechts: Energetische Störung, bei Invertierung von Kastration im Vorleben Verbesserung des energetischen Befundes um 62%. Passend dazu gibt der Patient an, nicht gerne zu singen.*

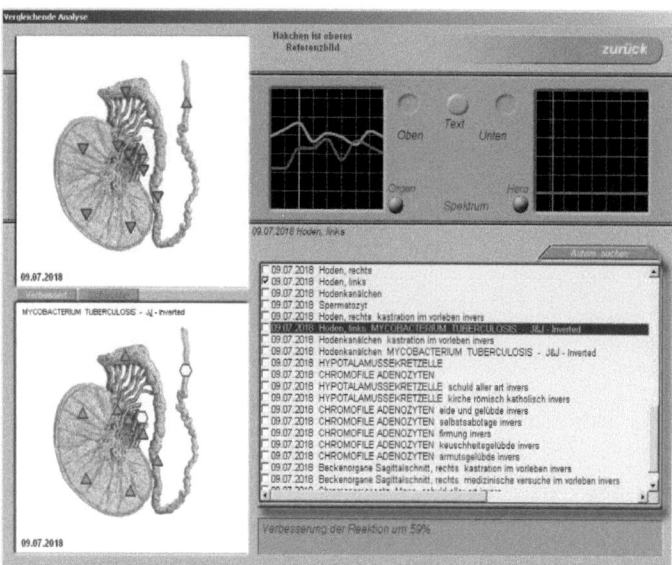

Abb. 5: *Hoden links: Energetische Störung, bei Invertierung von Mycobacterium tuberculosis Verbesserung des energetischen Befundes um 59%.*

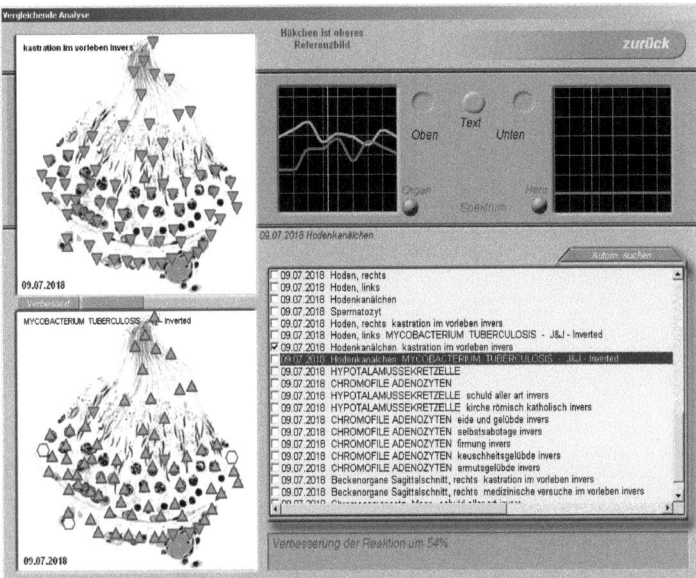

Abb. 6: *Hodenkanälchen: Energetische Störung, bei Invertierung von Mycobacterium tuberculosis Verbesserung des energetischen Befundes um 54%.*

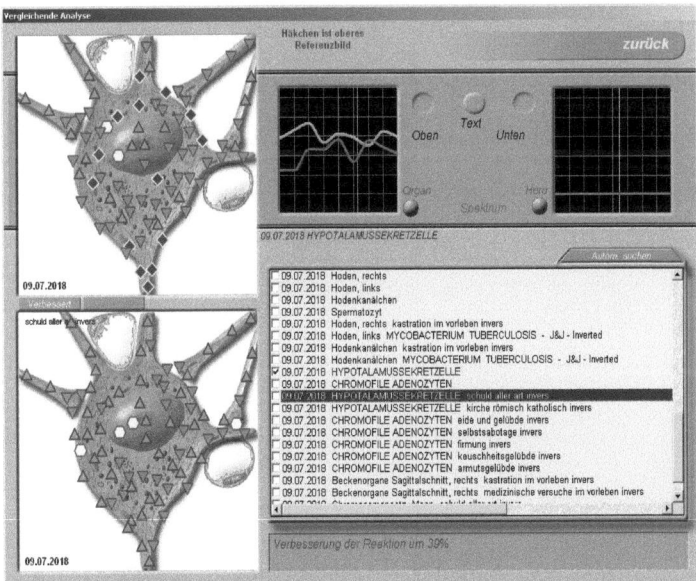

Abb. 7: *Hypothalamussekretzelle: Energetische Störung, bei Invertierung von Schuld aller Art Verbesserung des energetischen Befundes um 39%.*

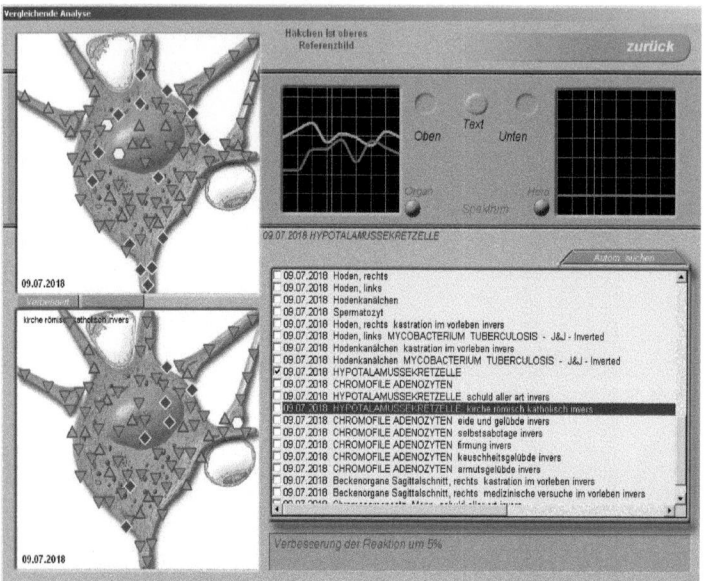

Abb. 8: *Hypothalamussekretzelle: Bei Invertierung von Schuld aller Art Verbesserung des energetischen Befundes um 5%. Ganz offensichtlich handelt es sich nicht um eine kirchliche Schuld.*

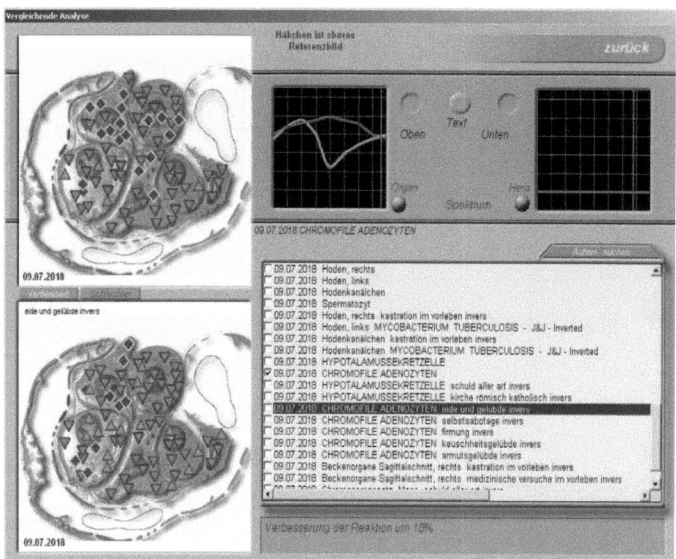

Abb. 9: *Chromophile Adenozyten: Energetische Störung, bei Invertierung von Eide und Gelübde Verbesserung des energetischen Befundes um 18%.*

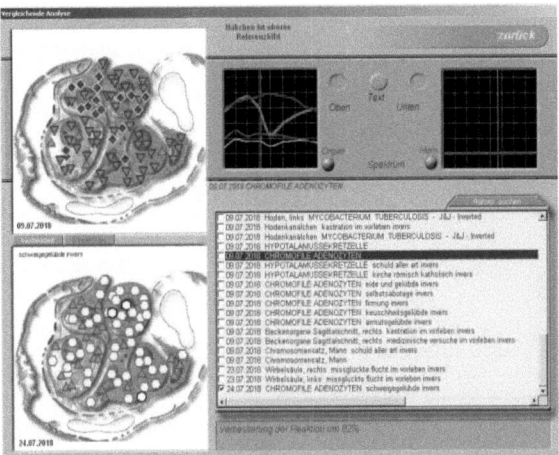

Abb. 10: *Chromophile Adenozyten: Bei Invertierung von Schweigegelübde Verbesserung des energetischen Befundes um 82%. Dieser deutliche Befund überrascht, weil der Patient an sich gar nicht schweigsam ist, aber offensichtlich schweigt er zu seinem seelischen Thema.*

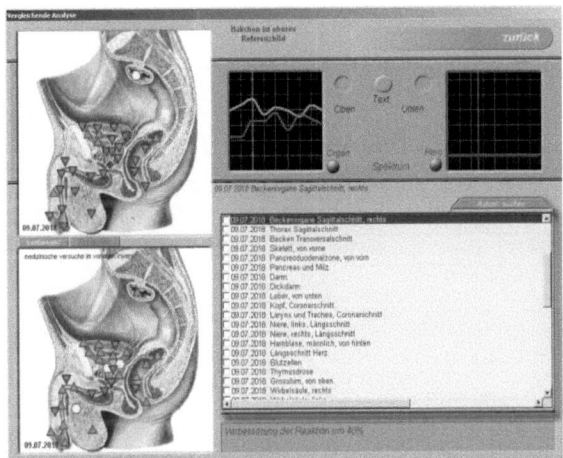

Abb. 11: *Beckenorgane Sagittalschnitt: Energetische Störung, bei Invertierung von Medizinische Versuche im Vorleben Verbesserung des energetischen Befundes um 40%. Ganz offensichtlich findet sich noch ein virtueller Blasenkatheter in der Aura, bedingt durch Medizinische Versuche im Vorleben. Dies wird auch in der Resonanz durch den Patienten bestätigt, der es deutlich spürt, wie der Aurachirurg mit der Pinzette auf die Abbildung der Blase im Anatomieatlas drückt.*

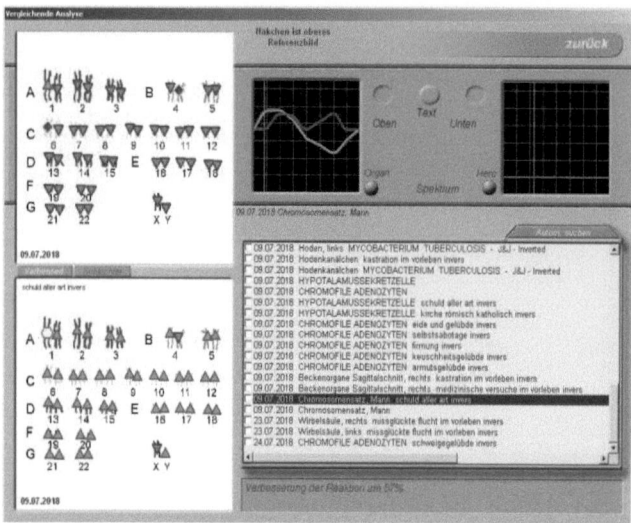

Abb. 12: Chromosomen Mann: Energetische Störung, bei Invertierung von Schuld aller Art Verbesserung des energetischen Befundes um 57%. Dieser Befund zeigt eindrucksvoll, wie schwer offensichtlich die Schuldbelastung wiegt, so dass sie sich sogar auf den Chromosomen als energetische Störung darstellt.

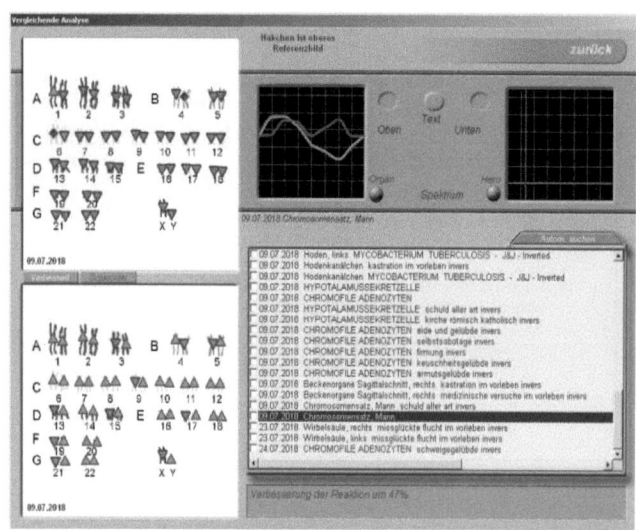

Abb. 13: Chromosomen Mann: Verbesserung des energetischen Befundes um 47% in der Nachtestung nach Durchführung der aurachirurgischen Auflösungsprozedur von Schuld, Eiden und Gelübden..

Bewertung: Beeindruckend ist bei diesem Fall die Kumulation von mehreren energetisch-informatorischen Störungen im Urogenitalbereich, verbunden mit ganz offensichtlich schweren seelischen Belastungen. In Kombination führt dies schließlich zu den chronisch-rezidivierenden Entzündungen der Nebenhoden mit Zystenbildung. Auf den Hoden zeigt sich sowohl das karmische Muster der Kastration im Vorleben, verbunden mit der dafür typischen Symptomatik, dass der Patient nicht gerne singt, dass er aber auch Themen des Lebensversagens und der Lebensangst mit sich trägt, was von ihm unumwunden bestätigt wird. Dazu kommt noch die miasmatische Belastung durch Mycobacterium tuberculosis, somit die Information einer wohl vererbten oder im Vorleben durchlebten Urogenitaltuberkulose[1]. Die irreführende Überlegung der Weitung der Harnröhre durch den Urologen unterstreicht die mechanistische Denkweise der Schulmedizin. Hinzu kommt schließlich noch das karmische Muster der Medizinischen Versuche im Vorleben, mit einer beeindruckend deutlichen Resonanzbildung bei Testung auf einen virtuellen Harnblasenkatheter anhand der Abbildung im Anatomieatlas. Nach Ausleitung und Auflösung aller energetisch-informatorischen Störungen verschwinden die Entzündungen schließlich.

---

[1] Die Urogenitaltuberkulose umfasst die Manifestationen der Tuberkulose an den Nieren, Harnwegen und Geschlechtsorganen. Nach der Primärinfektion mit Mycobacterium tuberculosis kommt es durch hämatogene Aussaat von Erregern in die Nieren zur Beteiligung des Urogenitaltraktes. Von der Niere ausgehend kann es zu deszendierenden Entzündungen der Ureteren, der Harnblase, der Prostata und des Nebenhodens kommen (Tuberkulöse Zystitis oder Prostatitis). Bei Frauen können im Rahmen der Infektion der Harnwege durch Übergreifen auf die Geschlechtsorgane vor allem die Tuben und die Ovarien betroffen sein. Zwischen der Primärinfektion und dem Auftreten einer Urogenitaltuberkulose liegen meistens mehrere Monate, gelegentlich auch viele Jahre.

Albträume

Anamnese: Ein 10-jähriger Patient, der Sohn des gerade vorgestellten Patienten mit den Nebenhodenzysten, kommt wegen seiner massiven Albträume[2] in die Behandlung. Die Mutter möchte ihren Sohn aurachirurgisch untersuchen lassen, denn sie ist davon überzeugt, dass seelische Muster vorhanden sind, die diese seit Jahren bestehenden schweren Albträume verursachen. Sehr belastend für alle Beteiligten seien die Schreie während des Schlafs. Das Problem sei gegenwärtig, dass das Kind morgens nicht mehr ausgeschlafen sei und die Leistungen in der Schule entsprechend nachlassen. Darüber hinaus ist das Kind aber auch sichtlich mitgenommen von den belastenden Inhalten seiner Träume.

Aurachirurgie: In der aurachirurgischen Exploration zeigt sich das karmische Muster der Schwarzen Magie im Bereich der Brust, was typischerweise mit verringertem Selbstwertgefühl und einer Nähe-Distanz-Problematik gegenüber von Mitmenschen einhergeht. Der Patient gibt an, gerne mit seiner Mutter zu schmusen, allerdings käme ihm andere immer näher als ihm das lieb sei, auch würde er hin und wieder in der Schule gemobbt. Des Weiteren findet sich ein ausgeprägtes Sklavenjoch, das Kind leidet unter einer schlechten Haltung und einer geringen Körperspannung. Die geringe Körperspannung lässt an das karmische Muster des Räderns denken, was in der Folge kinesiologisch getestet wird, allerdings ohne positiven Befund. Alle karmischen Belastungen werden erfolgreich aufgelöst und nachgetestet, bis sämtliche Zeichen verschwunden sind.

---

[2] Ein Albtraum, auch Alptraum oder Albdruck, veraltet Nachtmahr (vergleiche englisch nightmare oder niederländisch nachtmerrie) oder auch Nachtschaden ist ein Traum, der von negativen Emotionen wie Angst und Panik beim Träumenden begleitet wird. Der Traum kann dabei bedrohliche, aber durchaus auch banale Situationen enthalten. Albträume sind nichtorganische Schlafstörungen und zählen zu den Parasomnien. Der Albtraum ist vom Nachtschreck zu unterscheiden.

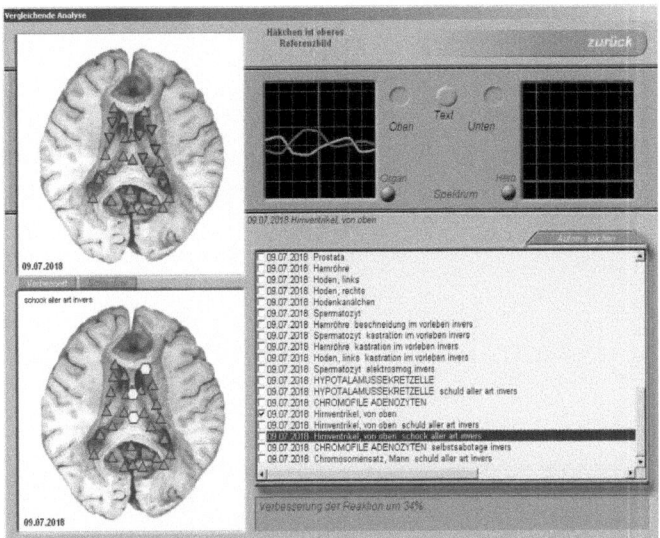

Abb. 14: *Hirnventrikel: Energetische Störung, bei Invertierung von Schock aller Art zeigt sich eine Verbesserung des energetischen Befunds um 34%. Mit diesem Befund konfrontiert berichtet die Mutter, dass der Sohn vor etwa drei Jahren einen schweren Fahrradunfall erlitten habe, etwa zu dieser Zeit hätten auch die Albträume begonnen.*

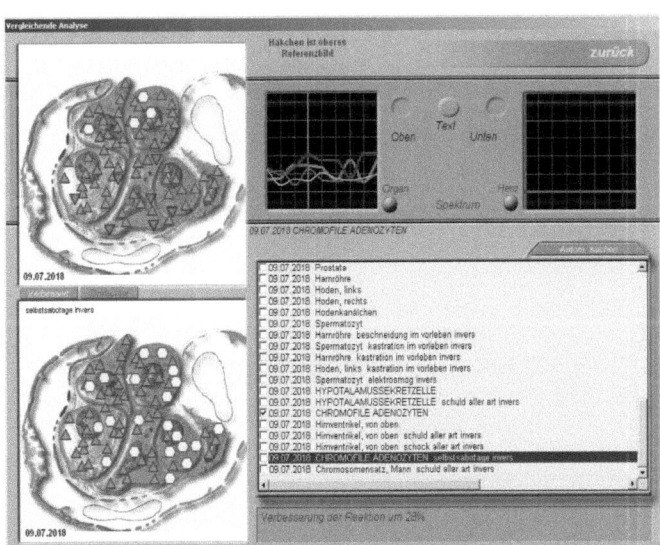

Abb. 15: *Chromophile Adenozyten: Energetische Störung, bei Invertierung von Selbstsabotage Verbesserung des energetischen Befundes um 28%.*

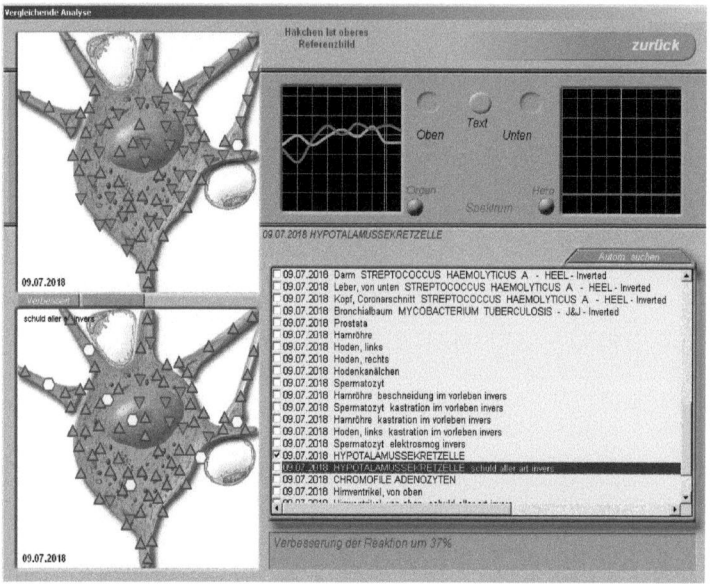

Abb. 16: *Hypothalamussekretzelle: Energetische Störung, bei Invertierung von Schuld aller Art Verbesserung des energetischen Befundes um 37%.*

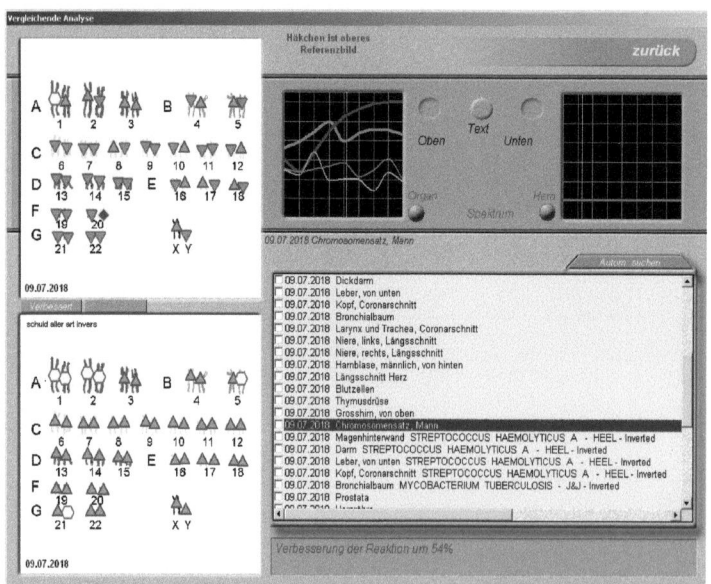

Abb. 17: *Chromosomen Mann: Energetische Störung, bei Invertierung von Schuld aller Art Verbesserung des energetischen Befundes um 57%.*

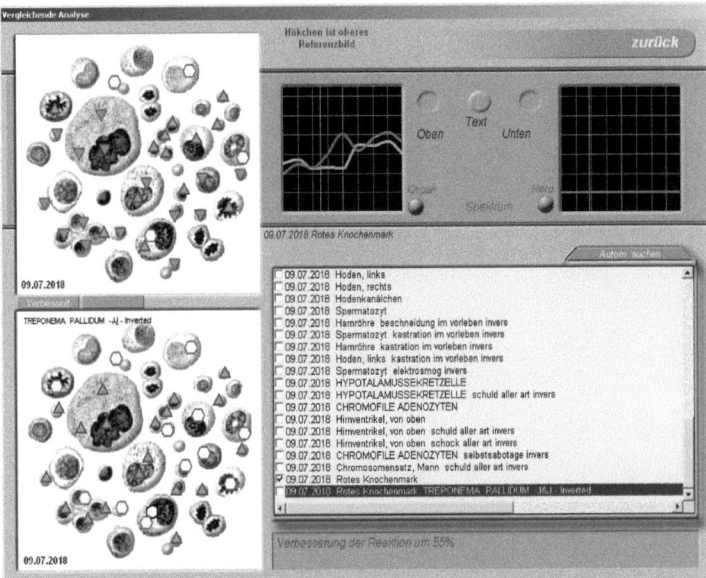

Abb. 18: *Rotes Knochenmark: Energetische Störung, bei Invertierung von Treponema pallidum Verbesserung des energetischen Befundes um 55%.*

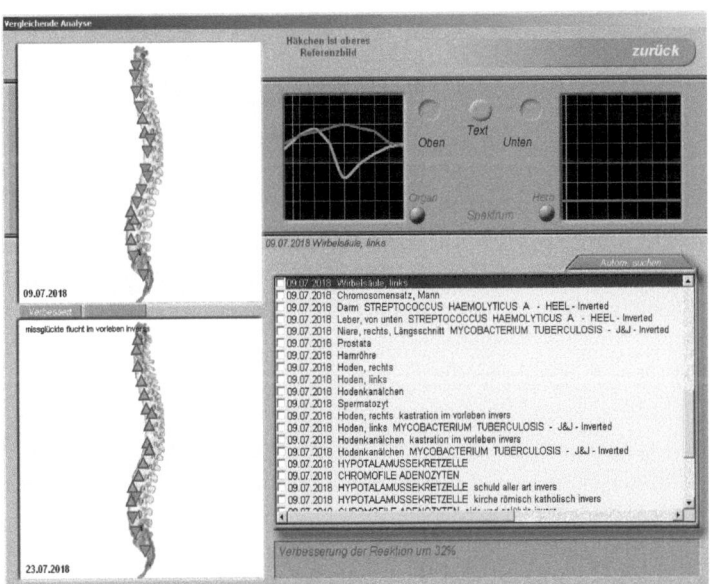

Abb. 19: *Wirbelsäule links: Energetische Störung, bei Invertierung von missglückte Flucht im Vorleben Verbesserung des energetischen Befundes um 32%.*

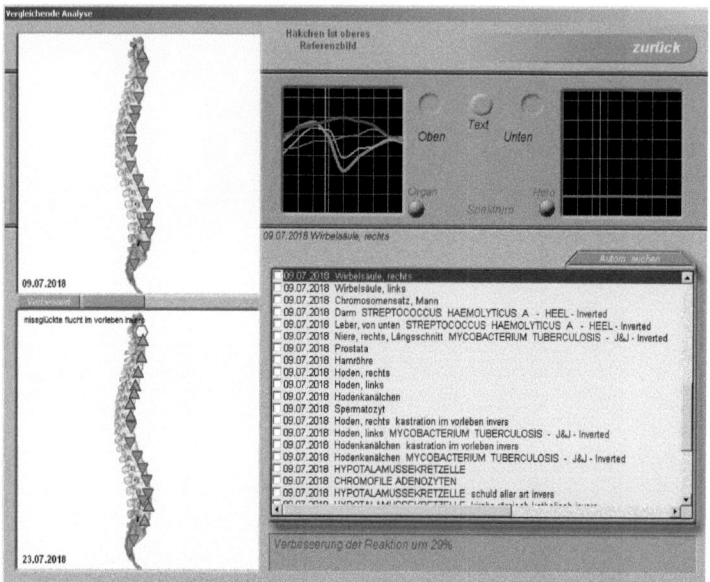

Abb. 20: *Wirbelsäule rechts: Energetische Störung, bei Invertierung von miss-glückte Flucht im Vorleben Verbesserung des energetischen Befundes um 29%.*

Bewertung: Das von allen Familienangehörigen und auch vom Patienten so läs-tig empfundene nächtliche Schreien ist per definitionem als sog. Nachtschreck zu interpretieren. Im Gegensatz zum Vater zeigen sich keine energetischen Stö-rungen auf den Hoden, allerdings scheint das Schuldthema vererbt worden zu sein, wie man dies trotz des jungen Alters auf der Hypothalamussekretzelle und auf den Chromosomen deutlich als energetische Störung in der NLS-Analyse erkennen kann. Die Albträume ergeben sich wohl aus einer Vielzahl von kar-mischen Belastungen, insbesondere das karmische Muster der missglückten Flucht, Schuld, Selbstzerstörung und der Selbstsabotage sowie als Spätfolge des Fahrradsturzes mit entsprechender energetischer Schockbelastung auf den Hirn-ventrikeln in der NLS-Analyse. Der Fahrradsturz selbst ist wohl die Folge einer Kombination aus Selbstzerstörungsprogramm durch Treponema pallidum mit einer erhöhten Risikobereitschaft in Kombination mit dem karmischen Muster der missglückten Flucht, die an sich zu Instabilitäten und Fallneigungen zu einer bestimmten Seite führt. Entsprechend gilt es bei Albträumen multikausal zu su-chen, was in der Praxis durchaus aufwändig sein kann. Dafür ist der Erfolg bei diesem umso erfreulicher: Nach Ausleitung aller energetischen Belastungen und aurachirurgischer Auflösung seelischer Störungen verschwinden die Albträume, der Schlaf wird ruhiger und die Schulnoten wieder besser.

Muskelschwund

Anamnese: Die 48-jährige Patientin kommt in die Behandlung wegen ihres Sudeck[3]-Syndroms Grad 2 (Dystrophisches Stadium): Zunehmender, diffuser werdender Schmerz, induriertes Ödem, Livedo, Wachstumsstörungen von Haaren und Nägeln (Dystrophie), Osteoporose, beginnender Muskelschwund, manchmal zusätzlich subkutane Gewebeeinblutungen). Nach einem Sturz in der Badewanne sei es zu einer komplizierten Radiusfraktur gekommen, die in der Folge konservativ behandelt wurde. Im Rahmen der Reposition der Fraktursplitter sei durch den behandelnden Arzt sehr intensiv um Knochen manipuliert worden, was in der Folge den Sudeck ausgelöst habe. Sie leide aktuell unter Schmerzen am ganze Körper, die Muskulatur gehe zurück, und zwar nicht nur an der betroffenen Extremität, sondern am gesamten Körper. Sie habe inzwischen mehrere führende Sudeck-Spezialisten aufgesucht und die hätten ihr alle prognostiziert, dass sie im Rollstuhl landen werde. Bisherige Therapieversuche mit Cortison und Antidepressive hätte nichts gebracht. Die Patientin ist zum Termin völlig verzweifelt und redet auf den Aurachirurgen unablässig ein.

---

[3] CRPS steht für Complex Regional Pain Syndrome (komplexes regionales Schmerzsyndrom). Das CRPS ist eine chronische neurologische Erkrankung, die nach einer Weichteil- oder Nervenverletzung, häufig in Zusammenhang mit der Fraktur einer Extremität auftritt. Für das CRPS vom Typ I wird häufig noch die ältere Bezeichnung "Morbus Sudeck" verwendet - benannt nach ihrem Entdecker Paul Sudeck (1866-1945), einem Hamburger Chirurgen. Die Pathogenese des CRPS ist nicht vollständig geklärt. Es handelt sich um einen irregulären Heilungsverlauf des verletzten Gewebes. Das Auftreten eines CRPS ist dabei nicht von der Schwere der Verletzung abhängig - die Verletzung kann sogar so geringfügig sein, dass der Patient sich nicht an sie erinnert. Infolge der Verletzung kommt es zu einer Fehlregulation des sympathischen Nervensystems, die den normalen Heilungsverlauf blockiert und stattdessen einen circulus vitiosus von Schmerz und nachfolgender Sympathikusreaktion in Gang setzt. Ähnlich wie beim Phantomschmerz scheint es auch bei der CRPS zu einer Veränderung der neuronalen Verarbeitung der somatosensiblen Reize im Cortex zu kommen ("kortikale Reorganisation"). Diese Mechanismen würden die Ausweitung der Schmerzen über ein bestimmtes neuronales Versorgungsgebiet erklären. Das CRPS tritt nach Frakturen bei etwa 1-2% der Patienten auf, nach peripheren Nervenverletzungen bei ungefähr 2-5% der Patienten. Frauen sind häufiger betroffen als Männer, ebenso Personen zwischen dem 40. und 70. Lebensjahr. Die Erkrankung zeigt sich häufiger an den Armen als an den Beinen: Das häufigste Trauma, das eine CRPS auslöst, ist die distale Radiusfraktur. Hier werden Inzidenzen zwischen 7% und 37% berichtet. Als Symptome finden sich sensorische (Brennende Ruheschmerzen, Hyperästhesie, Allodynie), motorische (Muskelschwäche, Bewegungseinschränkungen, Tremor, Myoklonien), autonome (Ödeme, Hyperhidrose, Erhöhte oder erniedrigte Hauttemperatur) und trophische (Hautveränderungen, livides Kolorit, trockene Haut, Salbenhaut, verändertes Haar- und Nagelwachstum) Störungen. Der Krankheitsverlauf ist individuell sehr unterschiedlich. Milde Verlaufsformen können nach Wochen spontan zurückgehen. In anderen Fällen nimmt die Erkrankung an Intensität zu und kann schließlich so gravierend werden, dass sie die normale Lebensführung des Patienten stark eingeschränkt. Eine weitere Form des Krankheitsverlaufs ist der Wechsel zwischen Remission und Exazerbation.

Aurachirurgie: In der aurachirurgischen Exploration zeigt sich ein unauffälliger Befund, keine karmischen Belastungen. Auch die NLS-Analyse ergibt einen unauffälligen Befund. Schweigegelübde liegen wohl nicht vor, eine kinesiologische Testung ist aber angesichts der Aufgeregtheit der Patientin nicht durchführbar. Es finden sich keine seelischen Belastungen durch Schuld, Eide und Gelübde. Befragt nach gehäuften Unfällen in der Vergangenheit gibt die Patientin an, dass das ihr erstes Unfall gewesen sei, auch in der Prüfung des Roten Knochenmarks in der NLS-Analyse zeigt sich keine energetische Belastung und auch keine Verbesserung des energetischen Befundes durch probatorische Invertierung von Treponema pallidum.

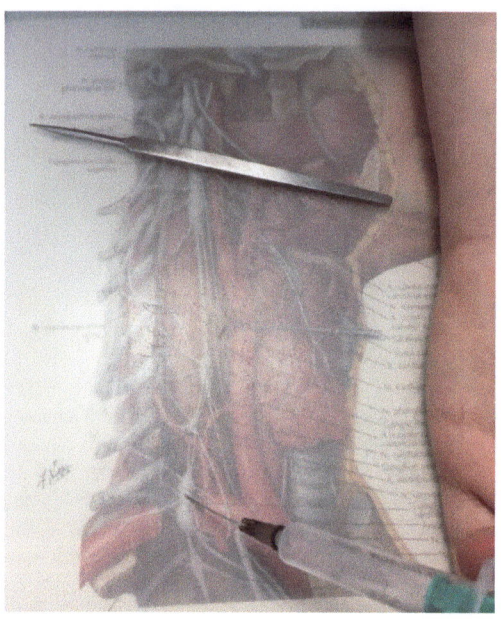

Abb. 21: *Ganglion stellatum Unterspritzung mit Procain in der Aura beidseits, entsprechend der in der Schulmedizin bekannten therapeutischen Lokalanästhesie in Form einer Stellatumblockade. Durch diese Blockade erzielt man im Versorgungsgebiet der Nervenfasern eine Vasodilatation, eine Verminderung der Schweißsekretion und ein Horner-Syndrom. Zusätzlich virtuelle Injektion von Buprenorphin, siehe Erläuterung im Folgenden. Das Ganglion stellatum entsteht durch Verschmelzung des Ganglion cervicale inferius mit dem ersten Brustganglion. Es liegt auf dem Caput costae der ersten Rippe hinter der Pleurakuppel zwischen der Arteria vertebralis und der Arteria carotis communis.*

Bewertung: Der vorliegende Befund beschreibt eher einen Grad 3 als einen Grad 2. Die Einteilung in Schweregrade ist nicht immer trennscharf, da sich einzelne Symptome überschneiden können und das Fortschreiten der Erkrankung interindividuell sehr unterschiedlich ist.

- Grad 1 (Akutes Stadium): Umschriebener Schmerz am Ort der Verletzung, Hyperästhesie, weiche Ödeme, Muskelkrämpfe, Bewegungseinschränkung, Hyperhidrosis.

- Grad 2 (Dystrophisches Stadium): Zunehmender, diffuser werdender Schmerz, induriertes Ödem, Livedo, Wachstumsstörungen von Haaren und Nägeln (Dystrophie), Osteoporose, beginnender Muskelschwund. Mitunter zusätzlich subkutane Gewebeeinblutungen.

- Grad 3 (Atrophisches Stadium): Nicht mehr lokalisierbarer Schmerz, irreversible Gewebsatrophie, Generalisierung der Beschwerden.

- Grad 4; Störungen des Immunsystems, generalisierte Ödeme und den Wechsel von Hypotonie und Hypertonie gekennzeichnet ist.

In der Schulmedizin empfohlen wird die ganglionäre Opioid-Analgesie (GLOA) am Ganglion stellatum mit Buprenorphin (Temgesic®) - nicht zu verwechseln mit der Stellatum-Blockade - als einer der bisher effektivsten Behandlungsansätze mit guten Heilungschancen. Er ist bisher noch nicht weit verbreitet.

Verhärtete Haut

Anamnese: Die 62-jährige Patient kommt in die aurachirurgische Behandlung wegen einer seit Jahren bestehenden Sklerodermie[4].

Aurachirurgie: In der aurachirurgischen Exploration zeigt sich das karmische Muster der Schwarzen Magie, das erfolgreich aufgelöst wird.

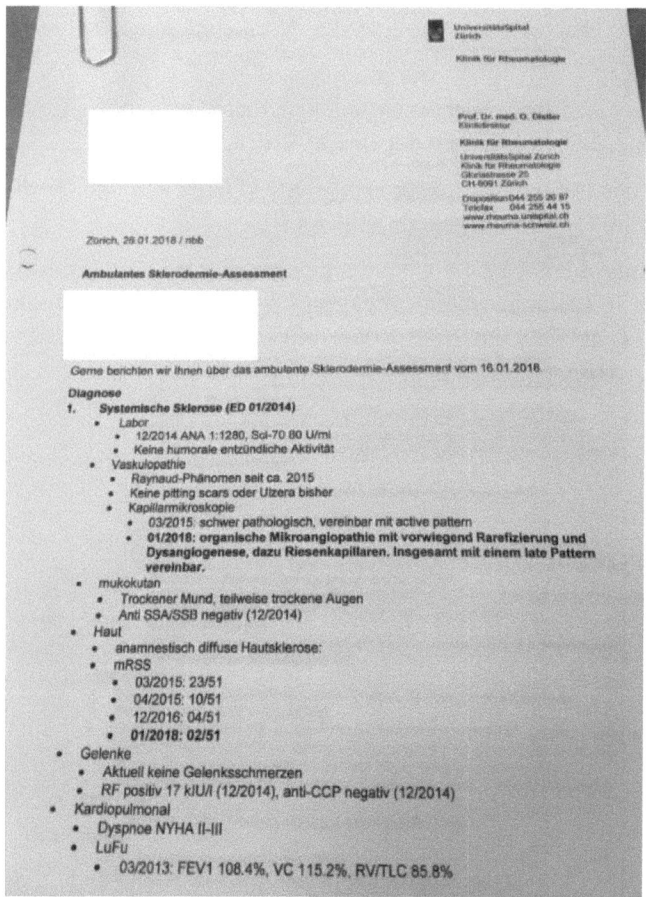

Abb. 22: Befund aus dem Universitätsspital Zürich: Eine detaillierte Analyse über morphologische Zustände, prozentuale Werte bis auf die Dezimale genau.

---

[4] Als Sklerodermie werden zwei Erkrankungen bezeichnet, deren Gemeinsamkeit die Bildung von Fibrosen und Sklerosen des Hautbindegewebes ist. Die Ursache ist unbekannt, zugrunde liegt eine autoimmunologische Reaktion gegen Bindegewebe.

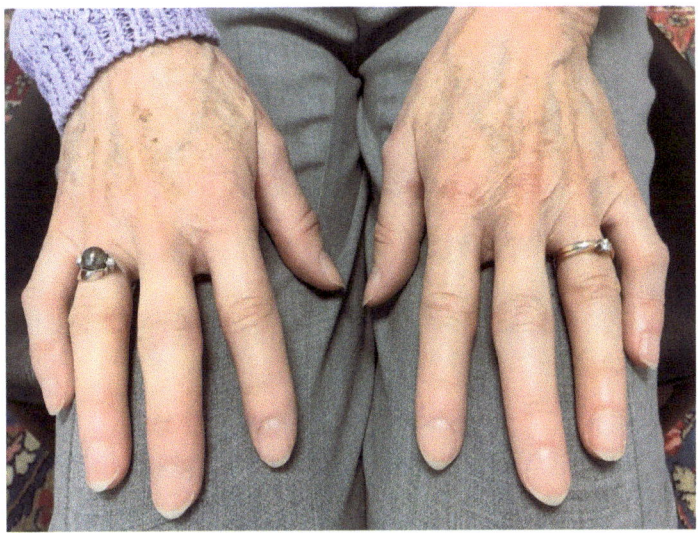

Abb. 23: *Darstellung der sklerotischen Hände: Deutlich erkennbar ist die dünne glänzende Haut, die sich straff um die Finger legt.*

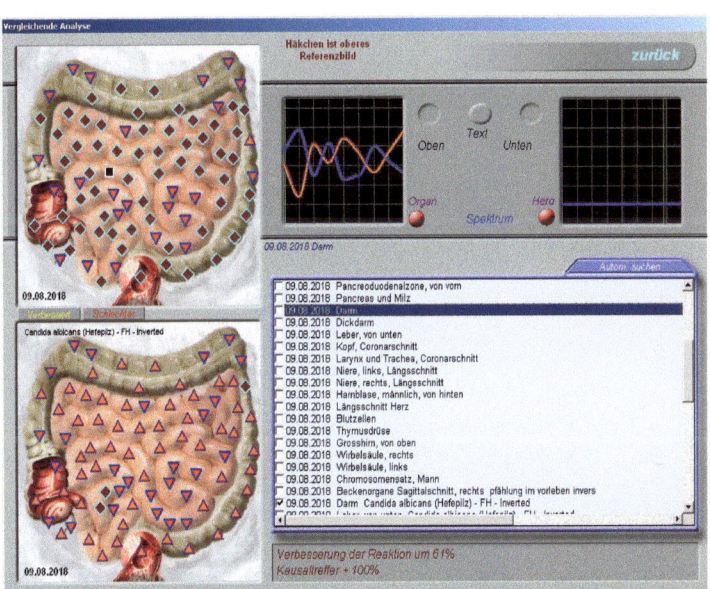

Abb. 24: *Darm: Schwere energetische Störung, bedingt durch Candida albicans. Bei Invertierung im Vegetotest kommt es zu einer Verbesserung des energetischen Befundes um 61%.*

Bewertung: Aus der aurachirurgischen Erfahrung lässt sich sagen, dass bei autoimmunologischen Erkrankungen häufig das karmische Muster der Schwarzen Magie gefunden werden kann, so auch im vorliegenden Fall. In der NLS-Analyse zeigt sich die energetische Belastung durch die Schwarze Magie auf den Bindegewebsstrukturen. Wie bei allen chronischen Erkrankungen mit autoimmunologischem Charakter ist es entscheidend, chronisch entzündliche Herde zu suchen, zu erkennen und entsprechend zu behandeln. Im vorliegenden Fall findet sich die deutliche energetische Störung im Darm, verursacht durch den Darmpilz Candida albicans. Weitere entzündliche Herde können nicht gefunden werden. Im Bayerischen gibt es den Spruch: „Gesunder Darm, Doktor arm". Ein anderer Spruch lautet: „Im Darm steckt der Tod". Und so verhält es sich in der Realität: Wenn der Darm saniert wird, verbessert sich die autoimmunologische Situation häufig dramatisch. So auch im vorliegenden Fall: Nach Darmsanierung mittels homöopathischer Ausleitungsbehandlung, Zugabe von Darmbakterienkulturen und Ernährungsumstellung auf kohlenhydratarme vegetarische Kost verändert sich der Charakter der Erkrankung, die Haut wird weicher und die Progression nimmt ab. Kinesiologisch sowie in der NLS-Analyse gilt es auf „Selbstzerstörung aller Art", „Selbstsabotage aller Art", Schuld, Eide und Gelübde zu testen. So kann im vorliegenden Fall eine schwere energetische Störung auf dem Roten Knochenmark gefunden werden, verursacht durch das Miasma von Treponema pallidum, die erfolgreich homöopathisch ausgeleitet werden kann. Die aurachirurgische Erfahrung, dass die Information von Treponema pallidum im Roten Knochenmark eine Selbstzerstörungsprogrammierung im Patienten auslöst, korreliert mit dem Autoaggressionscharakter der vorliegenden Erkrankungen.

Erhöhte Leberwerte

Anamnese: Der 57-jährige Patient kommt in die aurachirurgische Behandlung wegen seiner seit Jahren erhöhten Leberwerte. Zwar seien die Transaminasen[5] ALT und AST nur diskret erhöht, dennoch bestehe Unklarheit über das Zustandekommen dieser Enzymerhöhung im Blut. Weder habe er eine Hepatitis erlitten noch schädige er seine Leber durch Alkohol.

Aurachirurgie: In der aurachirurgischen Exploration zeigt sich das karmische Muster der Medizinischen Versuche im Vorleben. Bei Druck auf die Abbildung von Gallenblase und Leber im Anatomieatlas geht der Patient in Resonanz und beschreibt, dass er diesen Druck tatsächlich bei sich im rechten Oberbauch spüren könne. Es erfolgt die aurachirurgischen Gallenblasenoperation, im Rahmen der erneuten Prüfung auf Resonanz gibt der Patient an, nichts mehr zu spüren. Beim Druck auf die Akupunkturpunkte LE3 zeigt sich eine ausgeprägte Druckschmerzhaftigkeit an beiden Füßen, was auf eine erhebliche energetische Störung der Leber hindeutet.

Bewertung: Wie bereits an mehreren Stellen betont, besteht keine unmittelbare Korrelation zwischen einer energetischen Leberschwäche im Sinne der TCM und einer laborchemischen Leberwerterhöhung. Für Schulmediziner, die die metabolische Leberleistung ausschließlich nach der Höhe der Transaminasen ALT, AST oder der Enzyme wie GGT oder AP im Blut bemessen, ist die Bewertung auf Grund von energetischen Situationen unbekannt. Die Idee ist, dass beschädigte Leberzellen zerfallen und im Zuge dieses Zerfalls Enzyme freigesetzt werden, die das Labor im Blut der Patienten messen kann. Je höher die Werte für die Leberenzyme ALT, AST, GGT oder AP, desto ausgeprägter die Leberzerstörung. Die TCM indes kennt keine Leberenzyme, sondern nur energetische Konsti-

---

[5] Die Untersuchung der Leberenzyme im Blut gibt bei Lebererkrankungen oft wertvolle Hinweise auf Art und Ausmaß der Erkrankung. Enzyme werden wie überall im Körper auch in der Leber benötigt, um deren Stoffwechselleistungen aufrecht erhalten zu können. Bei Schädigung der Leberzellen treten diese Enzyme im Blutserum erhöht auf. Je nach dem, welche Enzyme erhöht sind, kann man oft auf die Art der Erkrankung schließen. Die Höhe des Enzymanstiegs im Serum entspricht dabei dem Ausmaß der Schädigung der Leberzellen. Zellschäden können unter anderem durch Virusinfektionen, Alkohol, Vergiftungen oder Tumoren verursacht sein. Oft gemessene Leberenzyme sind: Alanin-Aminotransferase (ALT, ALAT), veraltet: Glutamat-Pyruvat-Transaminase (GPT), Aspartat-Aminotransferase (AST, ASAT), veraltet: Glutamat-Oxalacetat-Transaminase (GOT), Glutamatdehydrogenase (GLDH), Gamma-Glutamyltransferase (gamma-GT), alkalische Phosphatase (AP). Die gamma-GT ist einer der empfindlichsten Parameter für Schäden der Leberzellen und des Gallengangsystems. Eine Möglichkeit, die Schwere des Leberzellschadens anhand von ALAT und ASAT abzuschätzen, bietet der De-Ritis-Quotient. Alle Enzyme in den Leberzellen kommen auch in anderen Körperzellen vor, wie zum Beispiel im Herzen und in der Skelettmuskulatur. Bei fortschreitender Leberzerstörung spiegelt die Konzentration der Leberenzyme evtl. nicht mehr den Krankeitsverlauf wieder, da nur noch wenig Lebergewebe vorhanden ist.

tutionen. Und die Aurachirurgie unterstützt diese energetische Vorstellung, zumal klar ist, dass es viele Patienten mit normalen laborchemischen Leberwerten gibt, die aber dennoch die typischen Leberinsuffizienzzeichen präsentieren können: Müdigkeit, Schlafstörungen, Sehstörungen, Lichtempfindlichkeit, Emotion von Wut und Zorn, Einlagerungen von Metaboliten in Muskeln, Sehnen, Gelenke und Bänder mit entsprechender Schmerzhaftigkeit u.v.m. Im Umkehrschluss kann man sagen: Geschädigte organische Leberstrukturen mit Erhöhungen der Leberenzyme in den laborchemischen Untersuchungen weisen in der Regel auch energetische Defizite auf, die allerdings mit dem Umfang der Enzymerhöhungen nicht unmittelbar korrelieren.

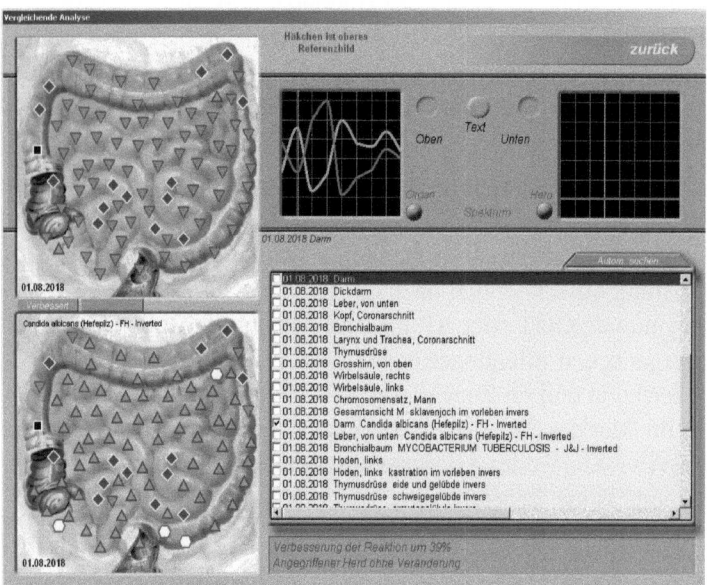

Abb. 25: *Darm: Deutliche energetische Störung, bedingt durch Candida albicans, bei Invertierung von Candida albicans im Vegetotest Verbesserung des energetischen Befundes um 39%. Der Patient gibt an, gerne und viel Süßigkeiten zu essen, das sei seit vielen Jahren ihre große Leidenschaft. Dei Verdauung sei eigentlich gut, insofern zeigt sich der Patient ganz verwundert, als er den schlechten energetischen Befund im Darm sieht. Beim Druck auf den Akupunkturpunkt DI4 zwischen Daumen und Zeigefinger im Metacarpalbereich zeigt sich jedoch eine ausgeprägte Schmerzhaftigkeit, was somit auf eine erhebliche energetische Störung im Dickarm hinweist. Auch der Akupunkturpunkt DÜ3 im Bereich des Metacarpale 5 ist deutlich druckschmerzhaft, somit besteht der Hinweis auch auf eine energetische Störung im Dünndarm.*

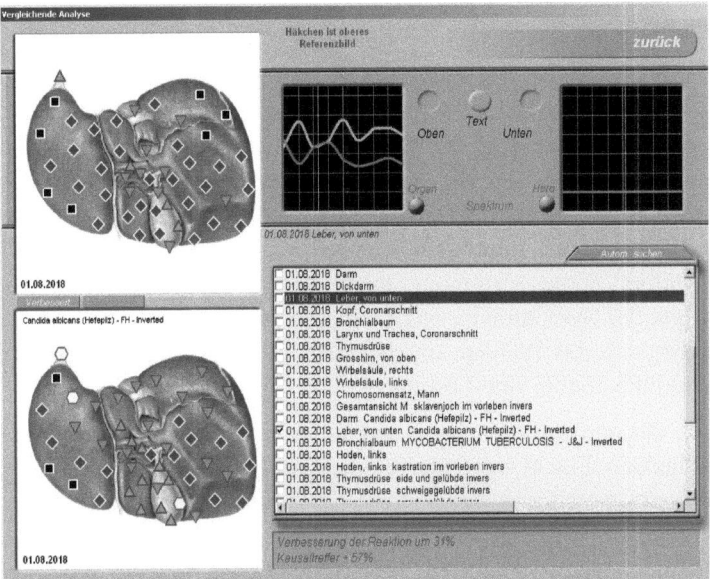

Abb. 26: *Leber von unten: Deutliche energetische Störung, bedingt durch Candida albicans im Darm (Dick- und Dünndarm). Druckschmerzhaftigkeit am Akupunkturpunkt LE3 zwischen der ersten und zweiten Zehe im Metatarsalbereich, was auf die energetische Störung der Leber hindeutet. Die Leberwerte des Patienten seien jedoch bei der letzten laborchemischen Untersuchung vor 6 Monaten normal gewesen, was die oben beschriebene Situation bestätigt: Es besteht keine Korrelation zwischen laborchemischen und energetischen Konstellationen, die energetische Störung in der NLS-Analyse und klinisch durch Druckschmerzhaftigkeit der entsprechenden Akupunkturpunkte kann bestehen, auch wenn die Laborwerte normal sind.*

Knieschmerzen

Anamnese: Der 52-jährige Patient bulgarischer Abstammung kommt in die aurachirurgische Praxis wegen seiner seit Jahren bestehenden Knieschmerzen. Schon mehrfach sei er in orthopädischer Behandlung gewesen, sei auch schon mit Cortison gespritzt worden, aber die Schmerzen seien immer nach nur wenigen Tagen wieder in der alten Intensität zurückgekommen. Man habe eine Arthroskopie der Kniegelenke durchgeführt, aber auch da sei kein wirklich beeindruckender Befund herausgekommen, leicht degenerative Veränderungen, die aber den Umfang der Symptomatik nicht erklären können. Entsprechend sei nun die Idee gereift, sich das Problem durch einen Aurachirurgen untersuchen zu lassen, vielleicht falle dem ja eine Lösung ein.

Aurachirurgie: In der aurachirurgischen Exploration zeigt sich das karmische Muster der missglückten Flucht mit einer eindeutigen Fallneigung zur linken Seite. Auf Nachfragte beschreibt der Patient, dass er in seiner Jugendzeit regelmäßig von Flucht- und Verfolgung geträumt habe, jetzt im höheren Alter hätten sich die Traumphasen deutlich reduziert und er könne sich nur selten an die Trauminhalte erinnern. Nach der aurachirurgischen Auflösungsbehandlung steht der Patient im kinesiologischen Kontrollversuch nach beiden Seiten hin stabil, es besteht keine Fallneigung mehr.

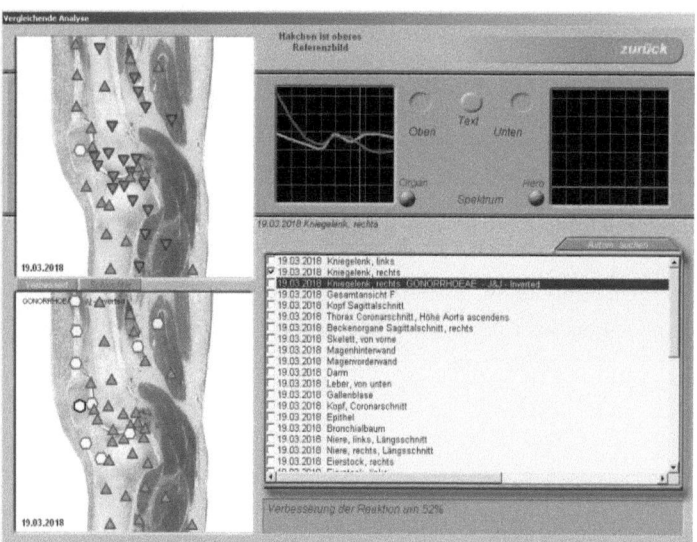

Abb. 27: Kniegelenk rechts: Energetische Störung, bei Invertierung von Gonor-rhoe zeigt sich eine Verbesserung des energetischen Befundes um 52%.

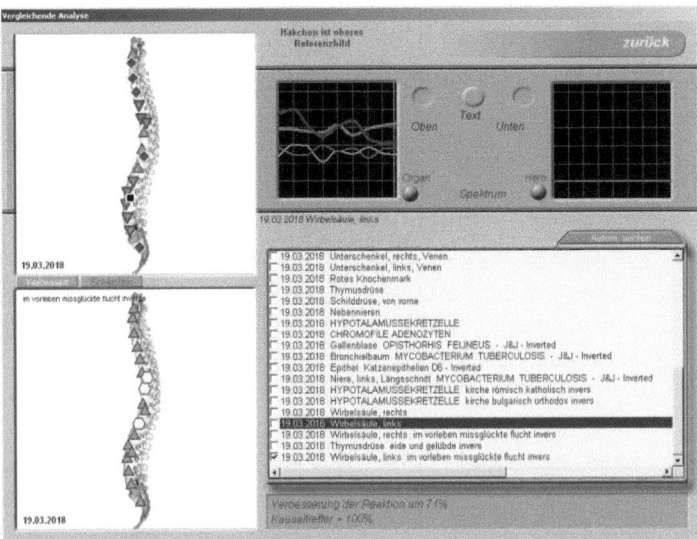

Abb. 28: *Wirbelsäule links: Deutliche energetische Störung, passend zur Fall-neigung in der kinesiologischen Prüfung im Rahmen des karmischen Musters der missglückten Flucht. Bei Invertierung von Missglückte Flucht im Vorleben zeigt sich eine Verbesserung des energetischen Befundes um 71%.*

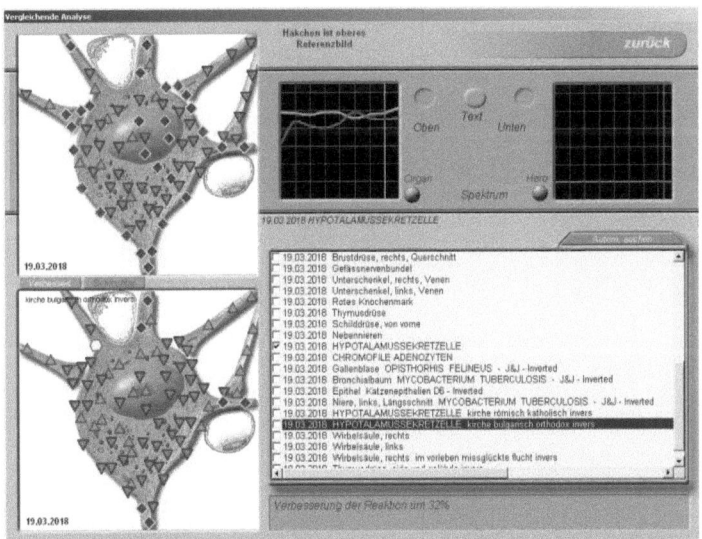

Abb. 29: *Hypothalamussekretzelle: Energetische Störung, bei Invertierung von Kirche bulgarisch orthodox kommt es zu einer Verbesserung um 32%.*

Bewertung: In der aurachirurgischen Diagnostik gilt es immer die gesamte Kaskade an verursachenden Möglichkeiten für Knieschmerzen zu prüfen. Sowohl lokoregional, wie im vorliegenden Fall die miasmatische Belastung durch die Gonokokken direkt im Kniegelenk, wie auch übergeordnet die Untersuchung der Wirbelsäule mit der Frage, ob das karmische Muster der missglückten Flucht vorliegt. Aber auch die Belastung durch Schuld stellt einen möglichen Auslöser dar, was man daran erkennt, dass vielfach Knieschmerzen verschwinden, sobald die Belastung durch Schuld aurachirurgisch aufgelöst wird. Im vorliegenden Fall finden sich alle drei Faktoren. Die Therapie besteht neben der Auflösung der karmischen Muster und der miasmatischen Belastungen durch Gonokokken in der aurachirurgischen Sanierung des Knies durch entsprechende Operationstechniken, wie sie im Lehrbuch der Aurachirurgie beschrieben sind. Und tatsächlich: Unmittelbar nach der Operation steht der Patient auf und hat keine Beschwerden mehr in den Knien, er habe das Gefühl vermehrter Stabilität und Sicherheit beim Gehen. In der aurachirurgischen Nachuntersuchung 2 Monate später zeigt sich der Zustand immer noch stabil, die Schmerzen seien zwar diskret wieder da, aber im Vergleich zu früheren Zeiten um ein Vielfaches reduziert.

Schuld und Schuldgelübde

Anamnese: Im Folgenden soll auf den Unterschied zwischen Schuld und Schuldgelübde eingegangen werden. Der erste Fall beschreibt eine 80-jährige Frau, die sich für ihr Alter in einem guten Allgemeinzustand befindet. Sie berichtet von ihrer behinderten Schwester, die seit vielen Jahren in einem Heim lebt. Die um drei Jahre jüngere Schwester leide seit der Geburt durch einen frühkindlichen Hirnschaden unter einer spastischen Parese. Die Patientin gibt an, unter Schuldgefühlen für die Schwester zu leiden, was von der Schwester aber als Bevormundung empfunden werde. Immer wieder komme es deshalb zu Streitigkeiten. Seit Jahren leide sie unter erheblicher Verstopfung, trotz zahlreicher abführender Maßnahmen und auch intensiver körperlicher Aktivität. Der zweite Fall bezieht sich auf einen 52-jährigen Mann, ebenfalls in einem guten Allgemeinzustand, dessen Fall aber ganz anders gelagert ist.

Aurachirurgie erster Fall: Auffällig ist die ausgeprägte Kyphoskoliose. In der aurachirurgischen Exploration zeigt sich ein ausgeprägtes Sklavenjoch, das die Patientin seit Jahrzehnten als schweren Druck auf den Schultern mit erheblichen Schulter- Nackenverspannungen empfindet. Passend dazu beschreibt die Patientin, dass sie immer wieder unter dem Gefühl des Niedergedrücktseins leide, mit längeren depressiven Phasen. Kein Hinweis auf eine Pfählung im Vorleben in der kinesiologischen Prüfung als mögliche Kausalität der seit Jahrzehnten bestehenden Obstipation. Das Muster wird erfolgreich aufgelöst.

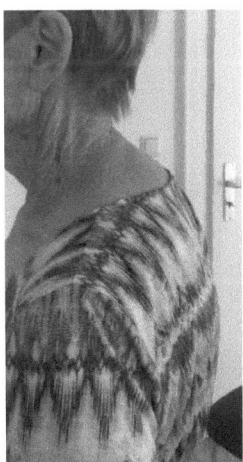

Abb. 30: Deutliche Kyphoskoliose mit einem Buckel und einer rechtskonvexen Ausbuchtung der Brustwirbelsäule, so dass die rechte Schulter weiter hinten steht als links.

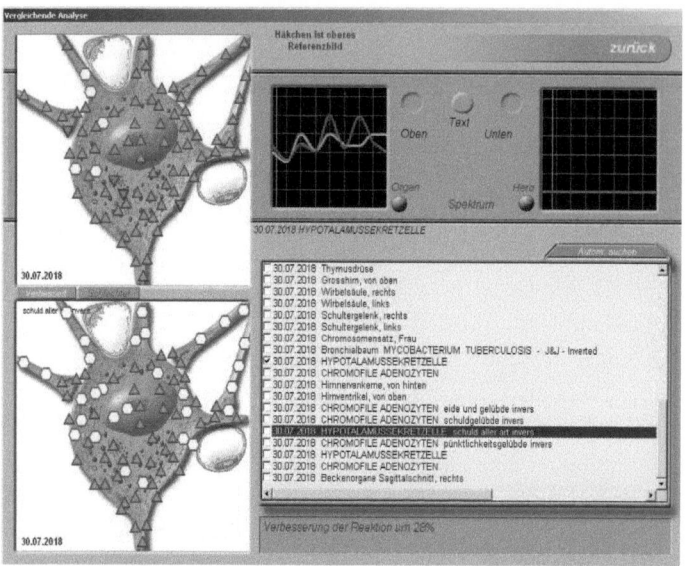

Abb. 31: *Hypothalamussekretzelle: Unauffälliger energetischer Befund, der sich aber bei Invertierung von Schuld aller Art um bemerkenswerte 28% verbessert. D.h. es besteht doch ein erhebliches Schuldthema.*

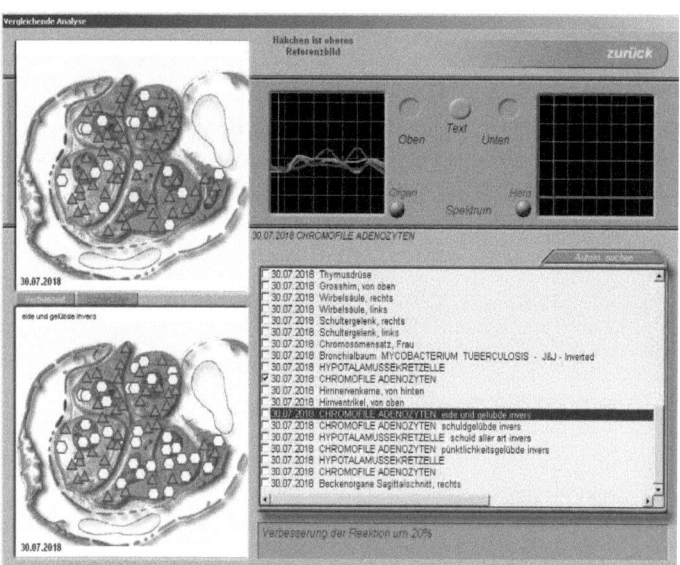

Abb. 32: *Chromophile Adenozyten: Unauffälliger energetischer Befund, der sich aber bei Invertierung von Eide und Gelübde um 20% verbessert.*

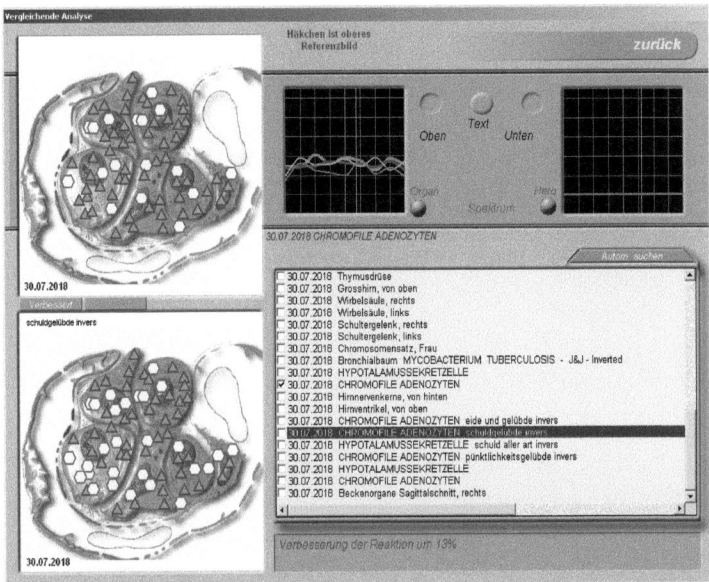

Abb. 33: *Chromophile Adenozyten: Bei Invertierung von Schuldgelübde kommt es zu einer Verbesserung des energetischen Befundes um 13%.*

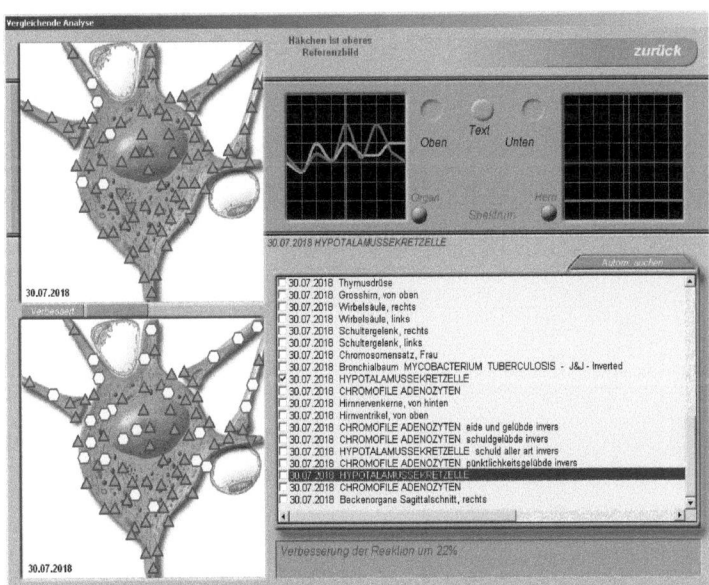

Abb. 34: *Hypothalamussekretzelle: Verbesserung des energetischen Befunds um 22% nach der aurachirurgischen Auflösung der Schuld.*

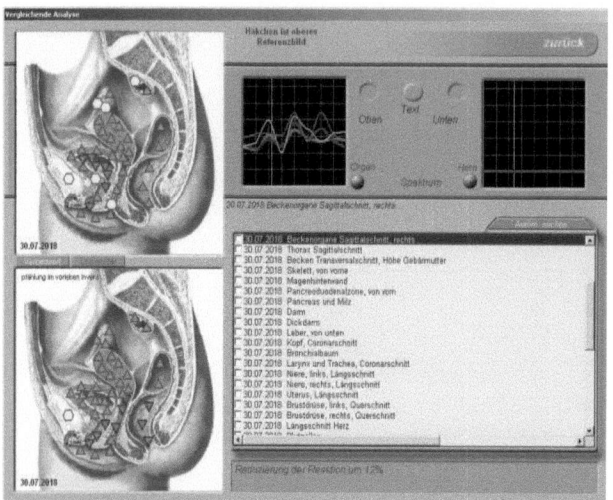

Abb. 35: *Beckenorgane Sagittalschnitt: Keine energetische Störung, bei Invertierung von Pfählung im Vorleben kommt es zu einer Reduzierung der Reaktion um 12%, somit kein Hinweis auf eine Pfählung im Vorleben. Nachdem anamnestisch auch keine Hinweise auf sexuellen Missbrauch existieren, ist die Obstipation nicht durch eine lokale energetische Störung verursacht.*

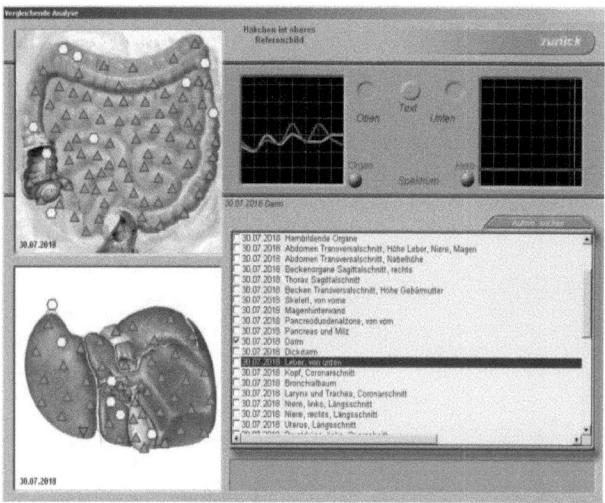

Abb. 36: *Darm und Leber: Normalbefunde, somit keine Hinweise auf Kausalität der Obstipation z.B. auf Grund einer miasmatischen Störung durch pathogene Keime im Darm. Die Obstipation somit wohl ein seelisches Thema durch Schuldgelübde und Schuld.*

Aurachirurgie zweiter Fall: In der aurachirurgischen Exploration zeigt sich das karmische Muster des Erhängens, verbunden mit einer deutlichen Resonanz beim Zug am Strick von vorn. Der Patient beschreibt die für das karmische Muster des Erhängens typischen Symptome: Unverträglichkeit von eng anliegenden Kleidungsstücken am Hals, geschlossene Hemden mit Krawatten, Tinnitus und manchmal Migräne, ein großes Gerechtigkeitsempfinden und eine große Aufgeregtheit bei Prüfungen. Dazu kommen noch regelmäßige Hals- und Mandelentzündungen in der Kindheit und in der Jugend, bis schließlich die Mandeln operativ entfernt wurden. Das karmische Muster des Erhängens wird aurachirurgisch aufgelöst, indem die Schlinge und der Strick incl. Knoten mit der Schere aufgeschnitten und energetisch verworfen werden. In der aurachirurgischen Nachtestung zeigt sich dann keine Resonanz mehr.

Ansonsten finden sich keine weiteren karmischen Muster mehr.

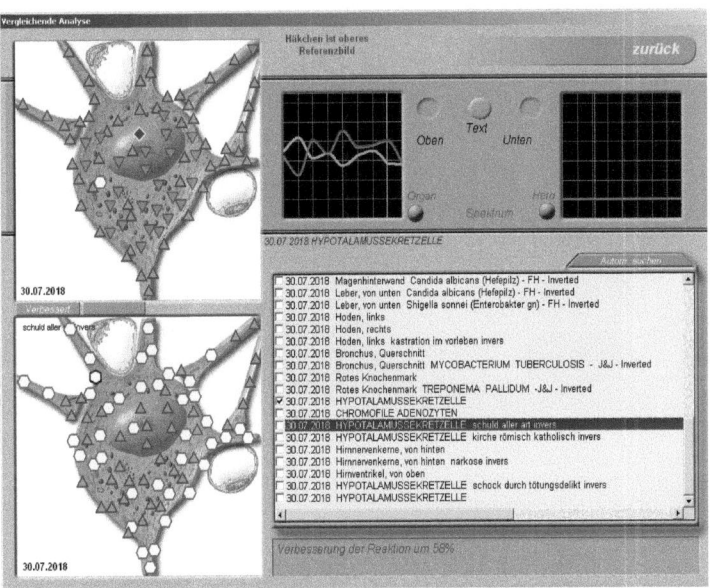

Abb. 37: Hypothalamussekretzelle: Belasteter energetischer Befund, der sich bei Invertierung von Schuld aller Art um bemerkenswerte 58% verbessert. D.h. es besteht ein erhebliches Schuldthema.

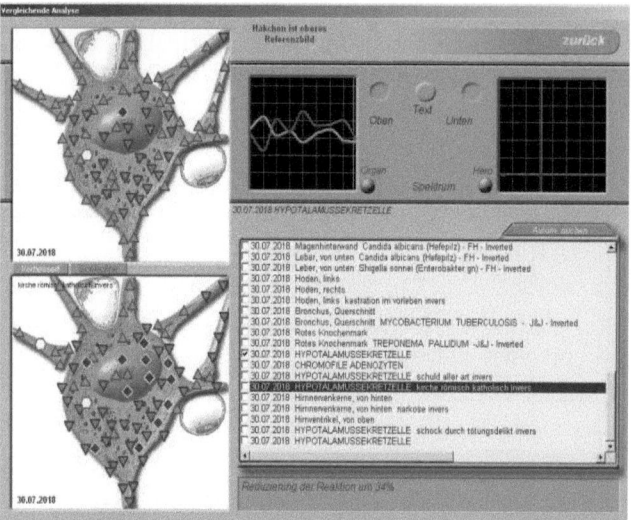

Abb. 38: *Hypothalamussekretzelle: Reduzierung des energetischen Befunds um 34% durch die Invertierung von Kirche römisch katholisch. Das bedeutet, dass es sich nicht um eine kirchliche Schuldbelastung handelt.*

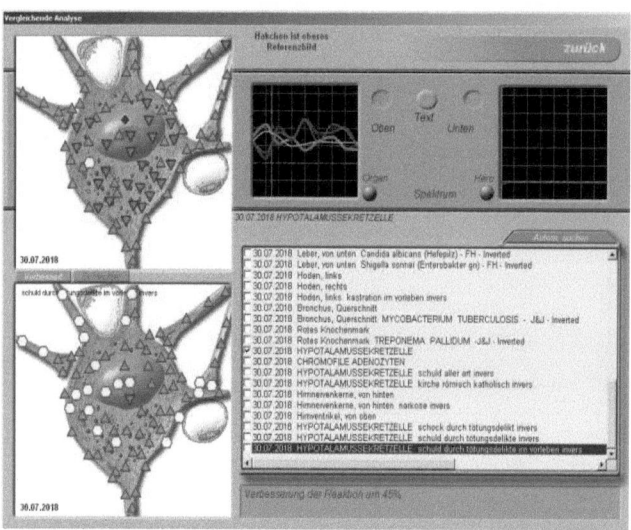

Abb. 39: *Hypothalamussekretzelle: Bei Invertierung von „Schuld durch Tötungsdelikte im Vorleben" kommt es zu einer Verbesserung des energetischen Befundes um 45%. Befragt nach seiner Schuld, hatte der Patient geantwortet, er vermute, dass er in einem früheren Leben einmal mehrere Leute umgebracht hat.*

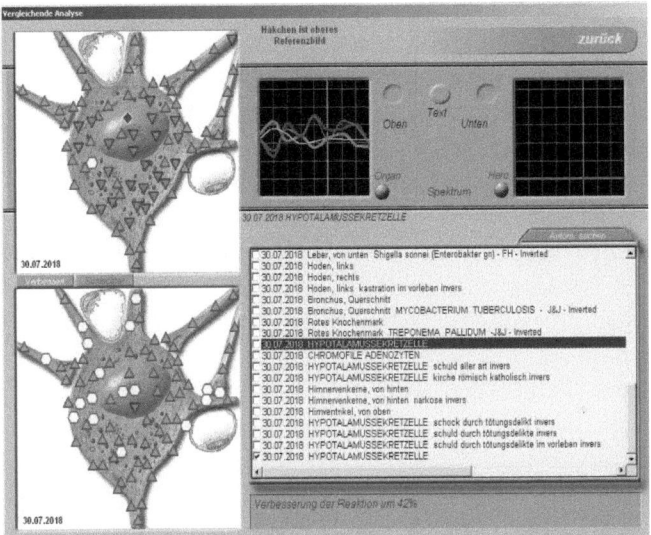

Abb. 40: Hypothalamussekretzelle: Verbesserung des energetischen Befunds um 42% nach der aurachirurgischen Auflösung der Schuld.

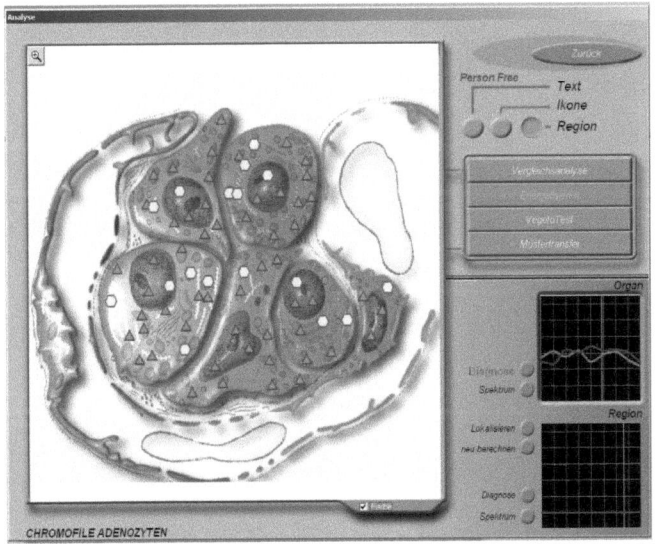

Abb. 41: Chromophile Adenozyten: Keine energetische Belastung durch Eide und Gelübde, insbesondere keine Schuldgelübde auf den chromophilen Adenozyten.

41

Bewertung: Bereits in einem anderen Band wurde auf den Unterschied zwischen Schuld und Schuldgelübde hingewiesen. Schuld und Schuldgelübde sind nicht identisch: Das eine ist eine reale Schuld, unter Umständen durch tatsächlich verübte Tötungsdelikte im Vorleben, wie beim zweiten Patienten beschrieben, das andere ein Gelübde, d.h. ein ewiges Versprechen, ohne dass sich der Betreffende jemals etwas zu Schulden hat kommen lassen. Die erste Patientin zeigt die Kombination auf Schuld und Schuldgelübde: Zum einen das Versprechen, immer Schuld zu tragen und sich schuldig zu fühlen, zum anderen die Schuld für etwas in der Vergangenheit real Durchgeführtes, wobei die Patientin bewusst nicht weiß, was das gewesen sein könnte. Der zweite Patient zeigt ausschließlich eine Schuld für durchgeführte Tötungsdelikte, ohne jedoch ein Schuldgelübde zu haben. Jemand, der ein Schuldgelübde in sich trägt, in der NLS-Analyse nachweisbar als eine energetische Belastung auf den chromophilen Adenozyten, muss nicht zwingend auch eine Schuld aufwiesen, in der NLS-Analyse nachweisbar als eine energetische Belastung auf der Hypothalamussekretzelle. Dass der zweite Patient auch das karmische Muster des Erhängens in sich trägt, ist interessant: Es ist nicht auszuschließen, dass er infolge durchgeführter Tötungen tatsächlich zur Strafe auch gehängt wurde.

Herzrhythmusstörungen

Anamnese: Der 58-jährige Patient kommt in die Praxis wegen seiner Herzprobleme. Vor 3 Jahren habe er nach einer Phase beruflicher Anstrengungen einen Herzinfarkt erlitten. Seit dieser Zeit leide er unter Herzrhythmusstörungen, das Herz schlage zu schnell und sehr unregelmäßig. Die Rhythmusstörungen belasteten ihn sehr, deshalb versuche er, durch lange Waldläufe das wieder los zu werden.

Aurachirurgie: In der aurachirurgischen Exploration zeigt sich ein etwas eigenartig verschlossener Patient, was zunächst an ein Schweigegelübde denken lässt. Auf Fragen antwortet er nur in Ansätzen bzw. unvollständig, vielfach mit nebulösen Andeutungen, die auf ein zugrunde liegendes seelisches Thema hindeuten. Er berichtet von dunkeln Mächten, mit denen er sich auseinandersetzen müsse und dass er diese jetzt allmählich im Griff habe. Von schweren Verwerfungen innerhalb der eigenen Familie berichtet er, von einem Streit mit seinem Sohn um die Firmennachfolge und darüber, dass er übers Ohr gehauen worden sei.

Die Tastung des Pulses ergibt eine Tachyarrhythmia absoluta[6] mit einer Frequenz von knapp über 100 Schlägen pro Minute. Leider liegen keine cardiologischen Befunde vor, weshalb nicht klar ist, wie ausgedehnt der Infarkt seinerzeit war und in welchem Areal des Myokards er stattgefunden hat. Auch besteht keine Dokumentation über den Zustand der Coronargefäße. Der Patient ist klein und kompakt, aber nicht deutlich übergewichtig. Er hat ein rotes Gesicht und zum Zeitpunkt der Untersuchung mit 150/90 auch erhöhten Blutdruck, Antihypertensiva nimmt er keine ein. Er raucht nicht und bewegt sich täglich. Aktuell besteht keine Angina pectoris, im Gegenteil, der Patient gibt an, täglich mind. 2-3 Stunden zu joggen und sich sehr leistungsstark zu fühlen.

In der Prüfung der karmischen Muster ergibt sich keine Auffälligkeit. Auch nach probeweise Invertierung von Schweigegelübden durch den an anderer Stelle beschriebenen Trick „Schweigegelübde * (-1)" auf einem Zettel, den der Patient in die Hosentasche steckt, ändert sich nichts: Es kommt zu keinerlei Resonanz in der Prüfung der karmischen Muster. Weder zeigen sich Schweigegelübde in der NLS-Analyse auf Thymusdrüse oder chromophilen Adenozyten, noch reagiert der Patient in der kinesiologischen Prüfung auf Schweigegelübde.

---

[6] Die Tachyarrhythmia absoluta entsteht durch eine unkoordinierte und zu schnelle Überleitung der Erregung von den Vorhöfen auf die Kammern des Herzens. Ihre Kennzeichen sind eine zu schnelle Herzaktion (Tachykardie) und eine absolute Arrhythmie. Die mit Abstand häufigste Ursache ist das Vorhofflimmern.

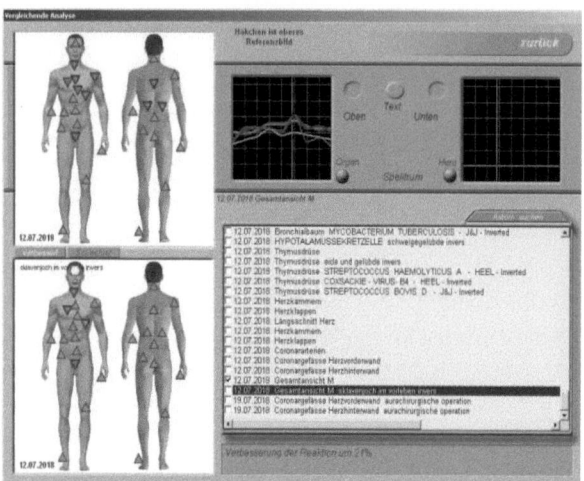

Abb. 42: *Gesamtansicht: Es zeigen sich auf Brust und Rücken mehrere dunklere Markierungen in Form von nach unten gerichteten Dreiecken. Bei Invertierung von Sklavenjoch im Vorleben kommt es zu einer Verbesserung des energetischen Befundes um 21%. Wie bereits beschrieben, zeigt der Patient bei der aurachirurgischen Prüfung auf das karmische Muster des Sklavenjochs keine Resonanz, entsprechend kann auch keine wirksame Auflösung durchgeführt werden.*

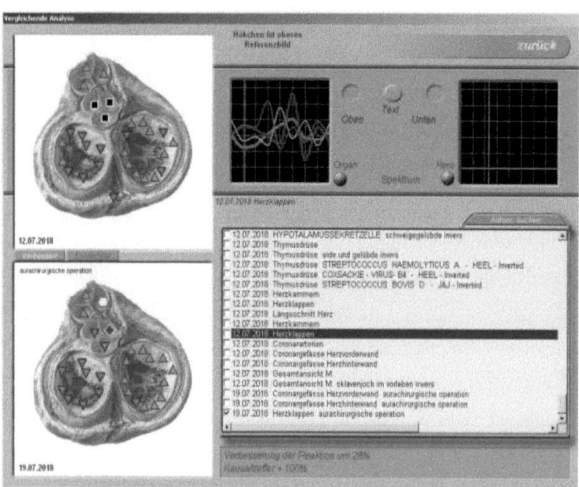

Abb. 43: *Herzklappen: Energetische Störung der Aortenklappe, bei Eingabe von „Aurachirurgische Operation" verbessert sich der Befund um 28%. Es ist somit davon auszugehen, dass eine aurachirurgische Behandlung einen Vorteil bringen wird. Solche Vorabtestungen bewähren sich in der Praxis sehr.*

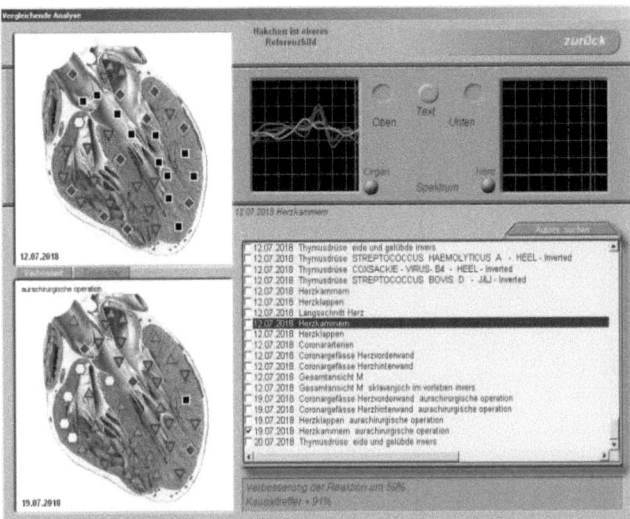

Abb. 44: *Herzkammern: Zu erkennen ist die deutliche energetische Störung des Myokard, bei Eingabe von „Aurachirurgische Operation" verbessert sich der Befund um 59%.*

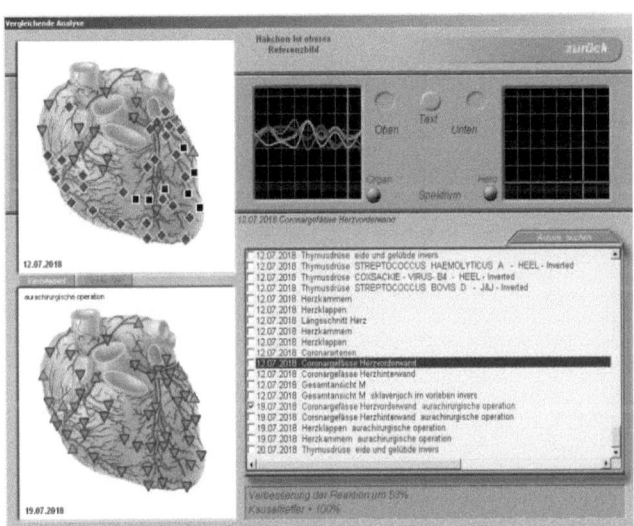

Abb. 45: *Coronargefäße Herzvorderwand: Zu erkennen ist die deutliche energetische Störung an den Coronargefäßen, bei Eingabe von „Aurachirurgische Operation" verbessert sich der Befund um 53%.*

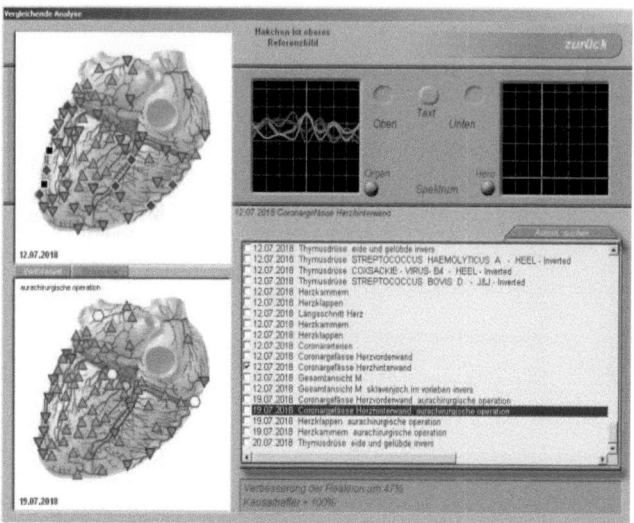

Abb. 46: *Coronargefäße Herzhinterwand: Zu erkennen ist die energetische Störung an den Coronargefäßen, geringer ausgeprägt als an der Vorderwand, bei Eingabe von „Aurachirurgische Operation" verbessert sich der Befund um 47%.*

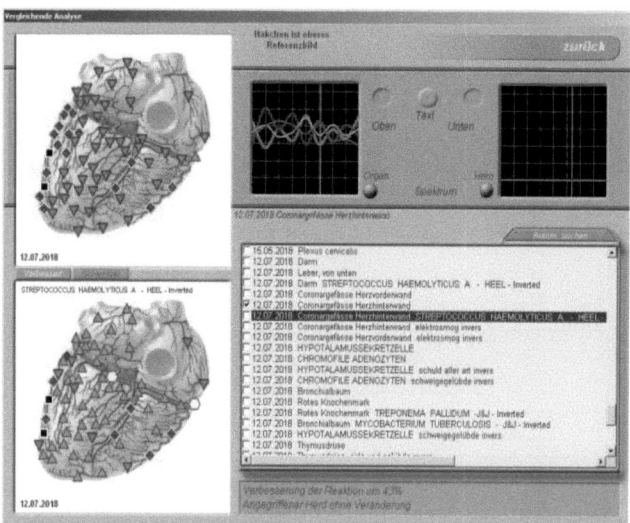

Abb. 47: *Coronargefäße Herzhinterwand: Bei Invertierung von Streptococcus haemolyticus verbessert sich der energetische Befund um deutliche 43%. Somit ist davon auszugehen, dass jenseits einer unter Umständen morphologischen Schädigung der Coronargefäße auch eine miasmatische Störung vorliegt.*

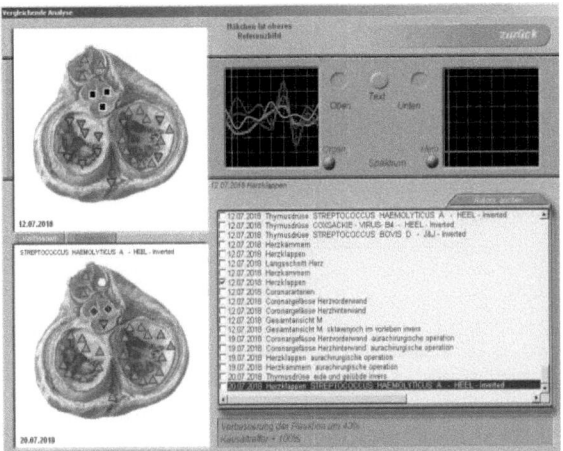

Abb. 48: *Herzklappen: Bei Invertierung von Streptococcus haemolyticus ver-*
bessert sich der energetische Befund um deutliche 43%. Streptokokken produ-
zieren Exotoxine, die organische Strukturen, insbesondere auch Herzklappen er-
heblich schädigen können. Darüber hinaus gibt es Kreuzallergien, indem das
Immunsystem Antikörper gegen Streptokokken bildet, die dann gleichzeitig Anti-
genstrukturen an den Herzklappen angreifen und diese zerstören (Prinzip des
rheumatischen Fiebers).

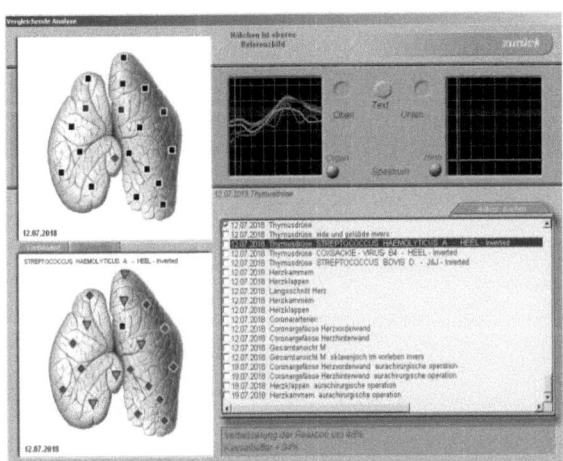

Abb. 49: *Thymusdrüse: Deutliche energetische Störung. Bei Invertierung von*
Eiden und Gelübden keine Verbesserung des Befundes. Bei Invertierung von
Streptococcus haemolyticus verbessert sich der energetische Befund um deut-
liche 48%.

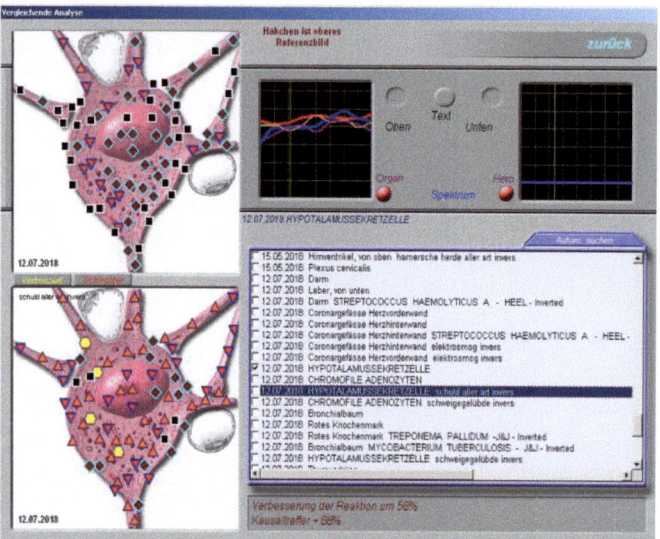

Abb. 50: *Hypothalamussekretzelle: Schwere energetische Belastung, bei Invertierung von Schuld aller Art zeigt sich eine Verbesserung des energetischen Befundes um 58%. Solche seelischen Belastungen spielen im Rahmen von Herzrhythmusstörungen eine große Rolle, sollten stets untersucht und bei Bedarf dann auch aurachirurgisch behandelt werden.*

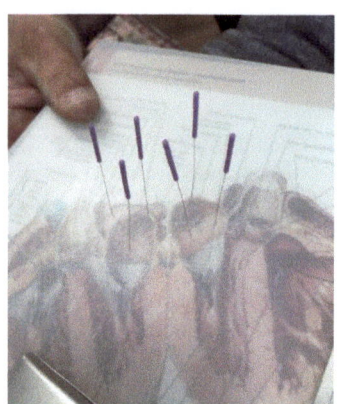

Abb. 51: *Vorhof: Nachdem eine Tachyarrythmia absoluta durch ein Vorhofflimmern verursacht wird, geht es zunächst darum, den Vorhofmuskel durch Akupunkturnadeln und Aufsetzen der Stimmgabel zu beruhigen. Das Vorhofflimmern bewirkt einen sog. Reentry, indem immer wieder irregulär Vorhoferregungen auf den Ventrikel übergeben, was dann zu den Kontraktionen des Herzmuskels mit den beschriebenen Herzrhythmusstörungen führt.*

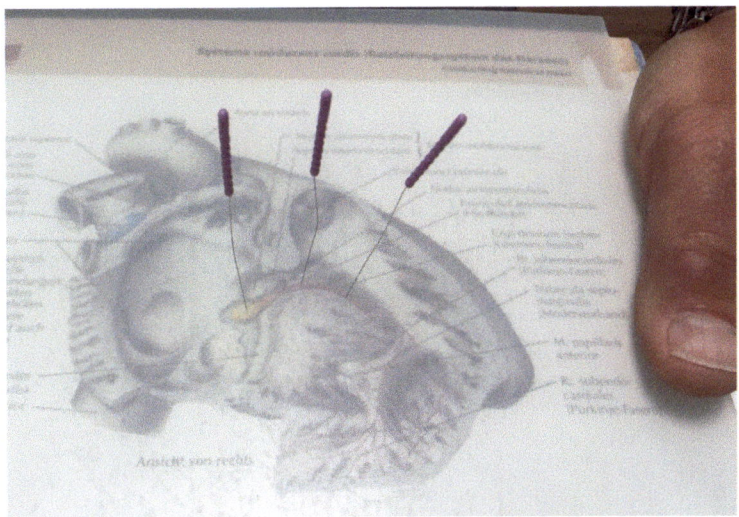

Abb. 52: *Aurachirurgische Operation: Akupunkturbehandlung des atrioventri-kulären Knotens (gelb), der daran anschließenden Purkinje-Fasern und des His-Bündels mit Hilfe der 432 Hz Stimmgabel.*

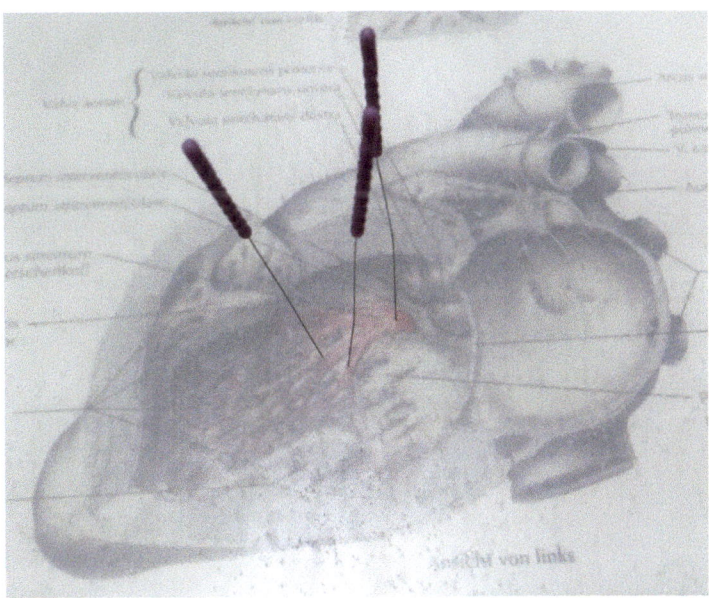

Abb. 53: *Septum inverventriculare: Reizleitungssystem im Myokard der Herz-scheidewand: Akupunkturbehandlung der Nervenfasern mit Hilfe der 432 Hz Stimmgabel.*

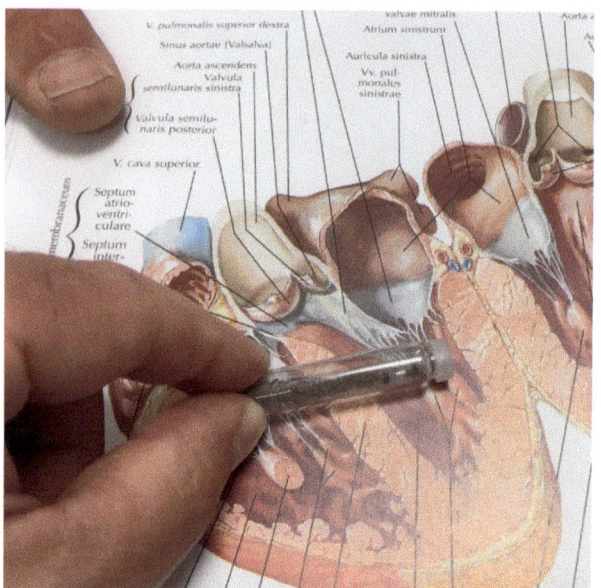

Abb. 54: *Septum inverventriculare: Reizleitungssystem im Myokard der Herz-scheidewand: Behandlung mit Via mala Gestein. Auch Steine besitzen mor-phische Felder, die mit der Aura des Herzens interferieren und heilend wirken.*

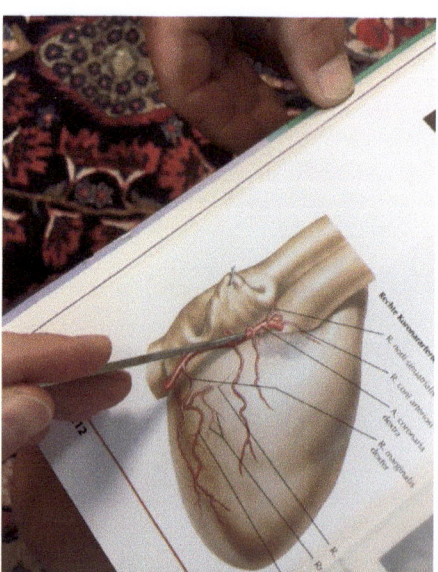

Abb. 55: *Coronargefäß rechts: Sondierung mit der chirurgischen Sonde auf der Suche nach Resonanz, um etwaige Gefäßstenosen zu finden.*

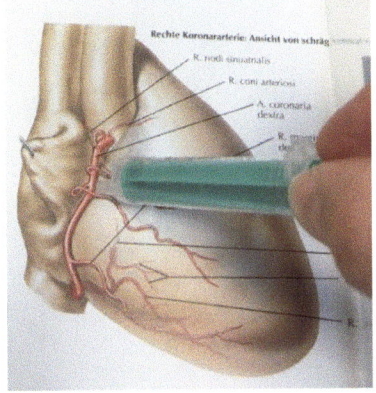

Abb. 56: Coronargefäße: „Putzen" der Coronargefäße in der Aura, Öffnen der Gefäße mit dem Skalpell durch einen Längsschnitt, Auseinanderziehen der Wundränder mit der Pinzette, Ausschaben der Intima mit Hilfe des Skalpells, Entfernen der Endothelablagerungen mit der Spritze, Schließen und Fixieren der Wundränder mit dem Laser . Nachdem sowohl Herz als auch Gefäße nach TCM-Logik zum Element „Feuer" gehören, empfiehlt es sich für den Therapeuten zur Maximierung der eigenen Energie/ Aufmerksamkeit sich selbst mittels entsprechender Bewusstseinstechniken in das Element „Feuer" zu begeben. Dazu gehören verschiedene Imaginationen, Handpositionen, Stellungen u.v.m., wie diese im Lehrbuch der Aurachirurgie beschrieben sind

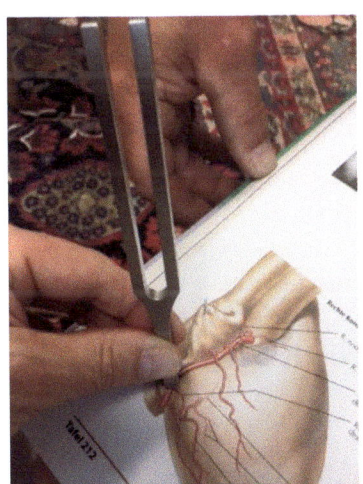

Abb. 57: Coronargefäße: Aufsetzen der 432 Hz Stimmgabel zur Heilung des Systems. Der Patient beschreibt eine Resonanz im Sinne einer beruhigenden Wirkung am Herzen.

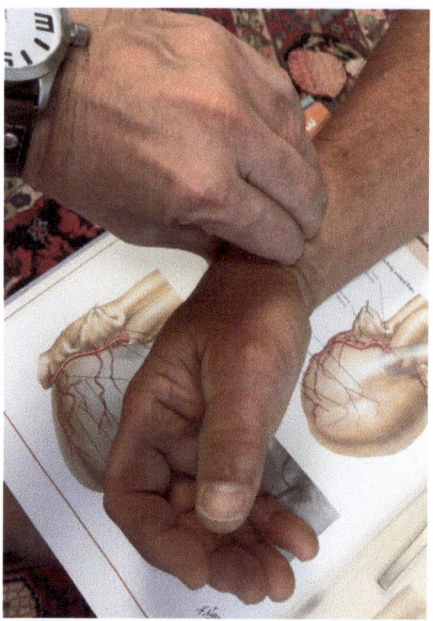

Abb. 58: Arteria radialis: *Während der aurachirurgischen Behandlung wird immer wieder der Puls und die Pulsqualität gemessen: Die absolute Arrhythmie bleibt bestehen, allerdings verlangsamt sich der Puls und wird regelmäßiger.*

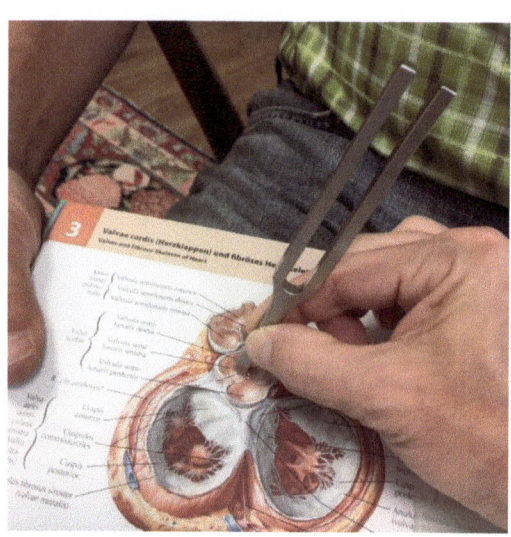

Abb. 59: Herzklappe: *Aurachirurgische Behandlung der energetisch defizitären Aortenklappe durch Aufsetzen der 432 Hz Stimmgabel.*

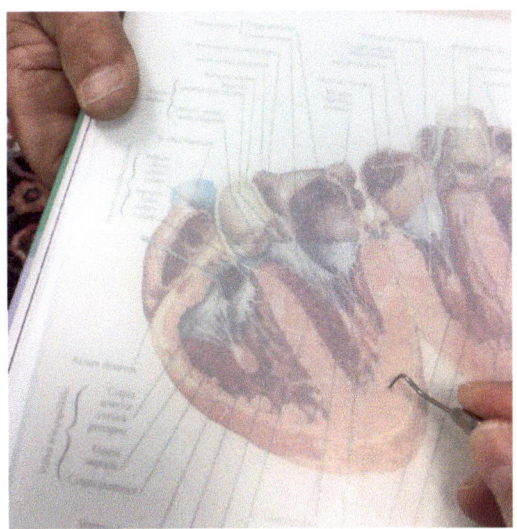

Abb. 60: *Myokard: Punktion des Herzmuskels mit Suche nach einer Resonanz mit Hilfe der chirurgischen Sonde.*

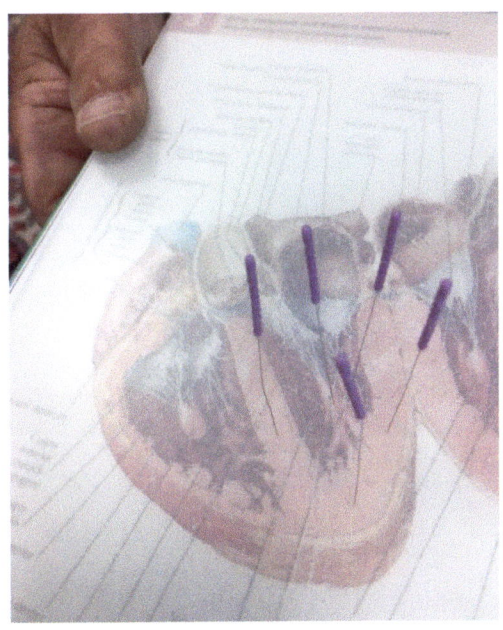

Abb. 61: *Septum interventriculare und linke Herzkammer: Aurachirurgische Behandlung mit Akupunkturnadeln und Aufsetzen der Stimmgabel.*

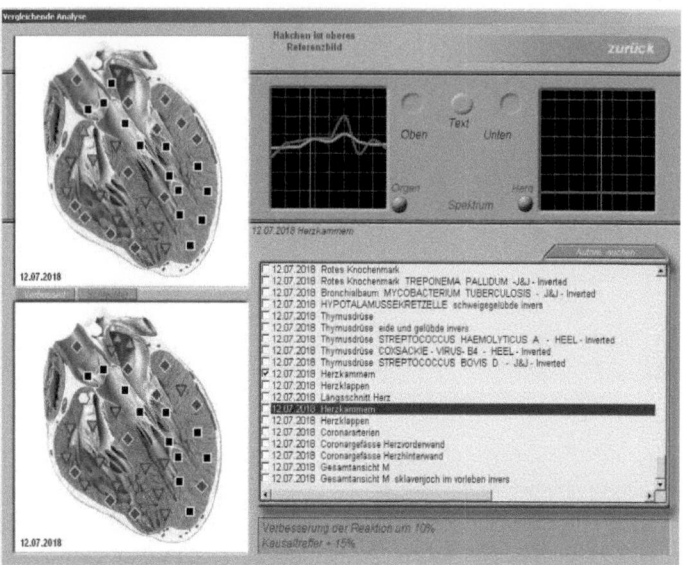

Abb. 62: *Herzkammern: Messung nach Durchführung der aurachirurgischen Operation, Verbesserung des energetischen Befundes um 10%.*

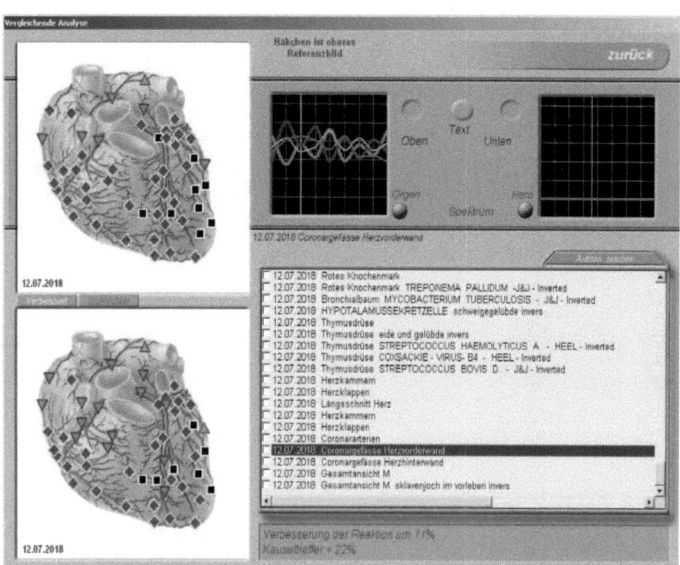

Abb. 63: *Coronargefäße Herzvorderwand: Messung nach Durchführung der aurachirurgischen Operation, Verbesserung des energetischen Befundes um 11%.*

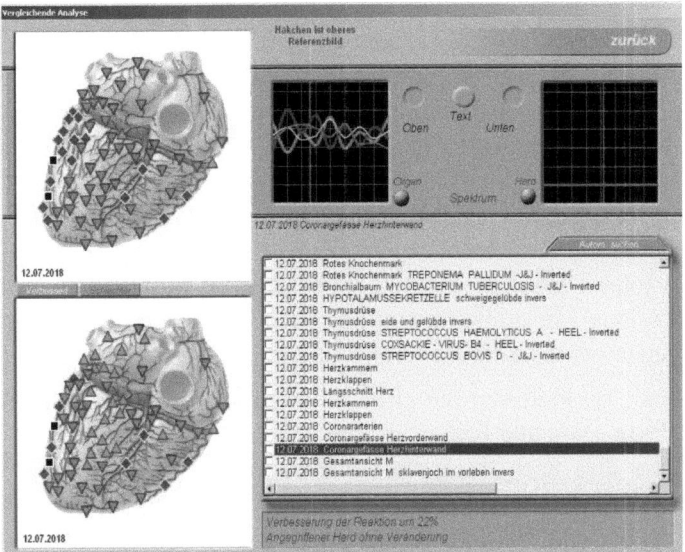

Abb. 64: *Coronargefäße Herzhinterwand: Messung nach Durchführung der aurachirurgischen Operation, Verbesserung des energetischen Befundes um 22%.*

Bewertung: Dieser Fall schildert exemplarisch die aurachirurgische Behandlung eines Patienten am Herzen bei Zustand nach Herzinfarkt mit Tachyarrhythmia absoluta bei Vorhofflimmern. Die aurachirurgische Operation bringt eine diskrete Verbesserung des energetischen Befundes am Herzmuskel sowie an den Coronargefäßen, obwohl die Vorabtestung ein deutlich besseres Ergebnis prognostiziert hatte. Zusätzlich besteht noch eine miasmatische Belastung durch Streptococcus haemolyticus, ein bakterieller Erreger, der für seine Herzbeteiligungen bekannt und berüchtigt ist (siehe rheumatisches Fieber). Sollte sich die Vorabtestung der „aurachirurgischen Operation" ausschließlich auf die Operation beziehen, wäre die Prognose in der Tat deutlich besser als das Resultat. Beinhaltet hingegen der Begriff „aurachirurgische Operation" auch die sich noch anschließende Ausleitungstherapie der miasmatischen Belastung durch Streptokokken, dann entspräche die Prognose tatsächlich dem erreichten Resultat Die energetisch-informatorische Belastung durch Streptokokken wird in der Folge ausgeleitet und in der Tat verbessert sich der energetische Befund in der Nachmessung der NLS-Analyse deutlich, in etwa korrespondierend zur Prognose, die das NLS-Analyse vorab gegeben hatte. Insgesamt fühlt sich der Patient nach Durchführung der aurachirurgischen Behandlung besser, der Puls ist langsamer und nicht mehr so stark arrhythmisch. Der Patient beschreibt eine subjektiv deutlich bessere Leistungsfähigkeit. Nebenbefundlich findet sich in der NLS-

Analyse noch eine energetische Belastung der Nebennieren, verursacht durch eine miasmatische Vererbung von Myocbacterium tuberculosis. Auf den Zusammenhang von Bluthochdruck und energetischer Belastung der Nebennieren durch verschiedene bakterielle Miasmen wurde bereits an anderer Stelle hingewiesen. Löst man diese Belastungen auf, indem der Aurachirurgie diese mittels invertierter Informationen auf Globuli ausleitet, verbessern sich vielfach auch die Blutdruckwerte. Die energetische Belastung durch Miasma Mycobacterium tuberculosis korreliert auch sonst klinisch, der Patient hat die für die Tuberkulose so typischen roten Bäckchen und beschreibt, dass er nur selten Infekte bekomme, dann allerdings sehr protrahiert mit immer nur mäßig hohem Fieber, Nachtschweiß und feucht-warmen Händen.

Grundsätzlich ist somit bei Patienten mit einer Koronaren Herzkrankheit KHK immer darauf zu achten, dass alle Risikofaktoren adäquat behandelt bzw. vermieden werden. Dass dies auch energetisch-informatorisch funktioniert und nicht nur medikamentös, zeigt die Aurachirurgie mit Hilfe der NLS-Analyse und der klinischen Beurteilung mit den entsprechenden Therapieansätzen eindrucksvoll. Wohl seit vielen Jahren leidet der Patient unter einem arterielle Hypertonus, der im Folgenden noch weiter beleuchtet werden soll. Wichtig ist in diesem energetisch-informatorischen Zusammenhang das Renin-Angiotensin-Aldosteron-System, kurz RAAS, das den Flüssigkeits- und Elektrolythaushalt des Körpers reguliert und somit in entscheidender Weise auf den Blutdruck einwirkt. Die Komponenten des Renin-Angiotensin-Aldosteron-Systems stehen in enger Wechselwirkung zueinander. Durch eine Reihe von enzymatischen Spaltungen entsteht dabei das physiologisch wirksame Angiotensin II. Renin ist ein hauptsächlich von den Polzellen der juxtaglomerulären Zellen der Niere produziertes Enzym. Die Reninsekretion unterliegt einer Vielzahl von regulatorischen Einflüssen, beispielsweise bewirken Betablocker eine Verminderung der Sekretion. Die Aufgabe des Renins ist die Spaltung von Angiotensinogen in Angiotensin I. Angiotensin I wird durch das in den Endothelzellen (v.a. der Lunge) gebildete Angiotensin converting enzyme in Angiotensin II überführt. Dieser Schritt wird durch Antihypertensiva vom Typ der ACE-Hemmer gehemmt und hat therapeutische Bedeutung. Angiotensin II bewirkt an den Blutgefäßen eine Vasokonstriktion und in der Nebennierenrinde eine vermehrte Ausschüttung von Aldosteron. Aldosteron ist ein Steroidhormon und bewirkt hauptsächlich eine Natrium- und Wasserretention in der Niere. Durch die Wirkung des Angiotensin II wird also der Blutdruck sowohl über Steigerung des intravasalen Volumens als auch durch die Verengung der Blutgefäße erhöht. Angiotensin II wirkt über verschiedene Rezeptoren auf die Zielstrukturen. Für die kardiovaskulären Effekte ist die Wirkung am AT1-Rezeptor entscheidend. Diese kann durch den Einsatz von AT1-Rezeptorantagonisten aufgehoben werden.

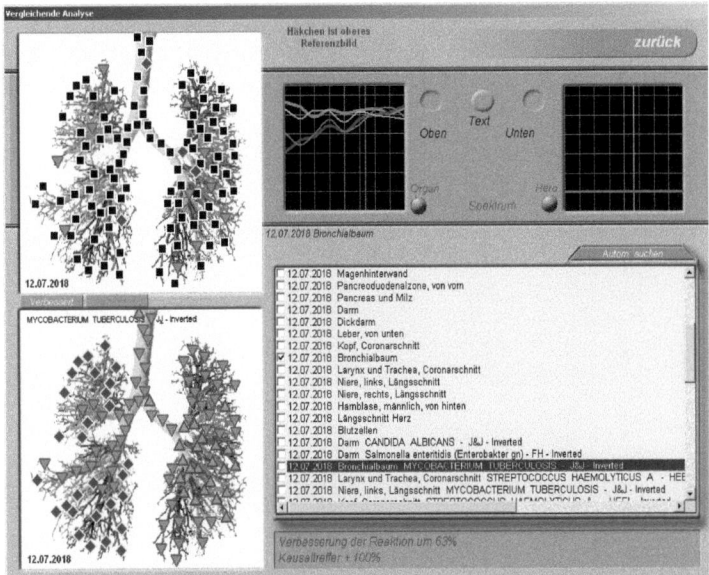

Abb. 65: *Bronchialbaum: Es zeigt sich eine schwere energetische Störung, die sich bei Invertierung von Mycobacterium tuberculosis um 63% verbessert.*

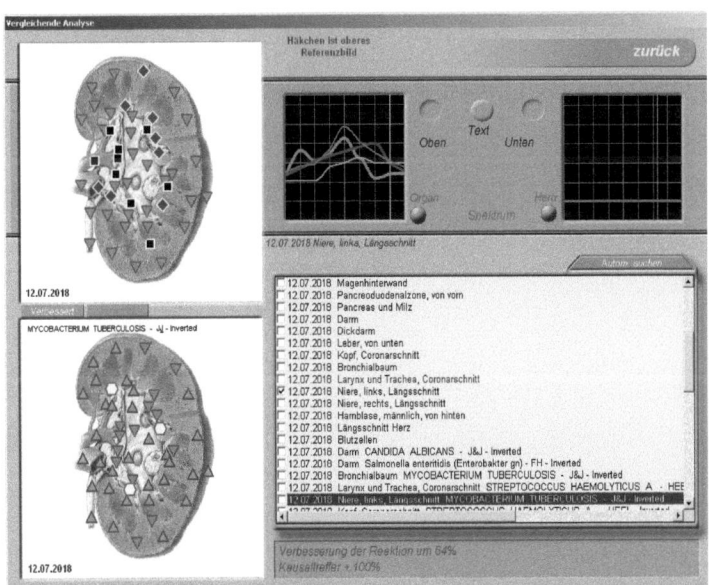

Abb. 66: *Niere links: Energetische Störung, die sich bei Invertierung von Mycobacterium tuberculosis um 64% verbessert.*

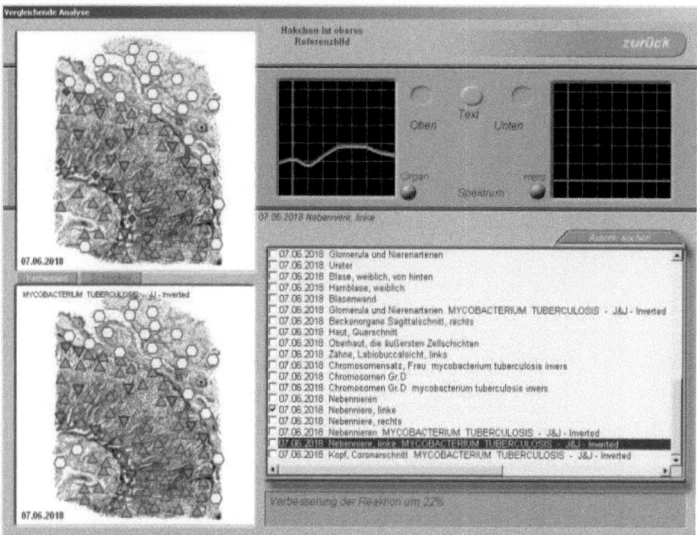

Abb. 67: *Nebenniere links: Energetische Schwäche in der Nebennierenrinde, bei Invertierung von Mycobacterium tuberculosis kommt es zu einer Verbesserung des energetischen Befundes um 22%.*

Auf Grund der Tatsache, dass die miasmatische Belastung durch Mycobacterium tuberculosis bei diesem Patienten sowohl an Lunge, Niere wie auch Nebenniere zu finden ist, lässt sich im aurachirurgischen Kontext letztlich nicht festmachen, welcher der energetisch-informatorischen Einflüsse hier am schwersten wiegt. Vielmehr zeigt sich, dass die gesamte Wirkkette durch Mycobacterium tuberculosis betroffen ist, eine Konstellation, die bei hypertensiven Patienten sehr häufig gefunden werden kann.

Uhrglasnägel

Anamnese: Ein 54-jähriger Patient kommt in die Behandlung wegen seiner seit einem Jahr bestehenden massiven Bauchprobleme. Jede Nacht wache er mit schweren Bauchschmerzen auf, könne nicht mehr durchschlafen und fühle sich am Morgen ganz erschlagen. Er habe sich bereits eine Coloskopie machen lassen, allerdings sei da alles ganz normal gewesen. Der Stuhlgang sei unterschiedlich, manchmal Durchfall, häufig aber auch ganz normal. Stuhlproben seien genommen worden, allerdings ohne Befund. Er arbeite als Kellner in einem Restaurant und habe früher sehr viel auf Berghütten gearbeitet, leider mit unzureichendem Sonnenschutz, weshalb er jetzt mit Hautveränderungen am Kopf zu kämpfen habe, die eine Vorstufe zum Krebs bilden.

Aurachirurgie: In der aurachirurgischen Exploration zeigen sich keine karmischen Muster, wobei die Verhaltensweisen des Patienten unmittelbar an ein zugrunde liegendes Schweigegelübde denken lassen. Ein Zettel mit der Aufschrift „Schweigegelübde * (-1)" bringt leider keine Verbesserung der Resonanz.

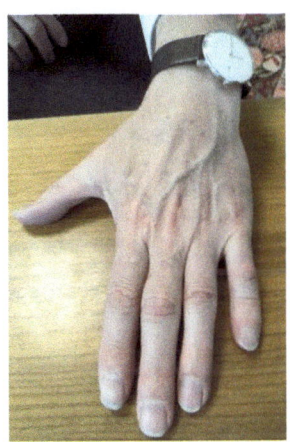

Abb. 68: *Uhrglasnägel: Uhrglasnägel sind ein durch Hypertrophie des Bindegewebes im Nagelbett entstehendes klinisches Zeichen, das für eine Reihe von Erkrankungen pathognomonisch ist, die mit einer Zyanose einhergehen. Häufig sind Uhrglasnägel die Folge einer chronischen Erkrankung der Lunge und/oder des Herzens (z.B. Lungenemphysem, Lungenfibrose, Rechts-Links-Shunt). Hier treten sie meist kombiniert mit einer Hyperostose der Endphalanx des Fingers oder der Zehen auf (Trommelschlegelfinger). Weiterhin sind Uhrglasnägel zu beobachten bei: Colitis ulcerosa, akuten Schädigungen der Lunge (Entwicklung innerhalb von 14 Tagen), zystische Fibrose. Nach Beheben der verursachenden Grunderkrankung sind Uhrglasnägel rückbildungsfähig.*

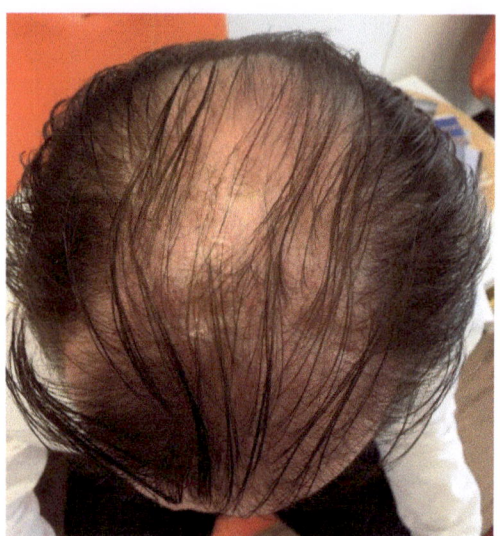

Abb. 69: *Kopfhaut: Es zeigt sich zum einen ein deutlicher Haarausfall, zum anderen zahlreiche Sonnenschäden mit Hyperkeratosen auf der Kopfhaut, die bereits in mehreren Sitzungen durch den Dermatologen in Form von Laserungen und Abtragungen mit dem Scharfen Löffel behandelt wurden.*

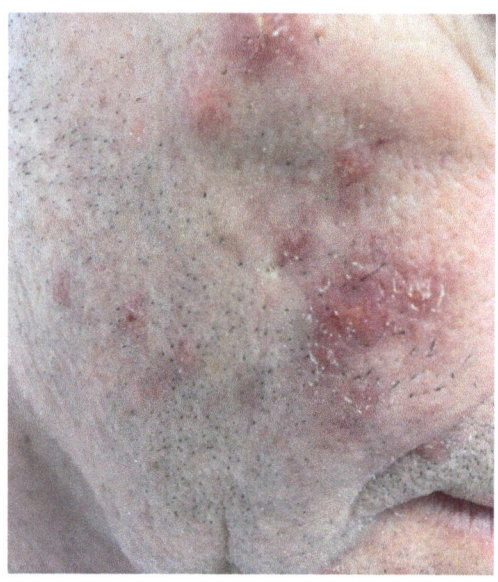

Abb. 70: *Haut der Backe: Es zeigen sich mehrere Follikulitiden und abszedierende Entzündungsherde.*

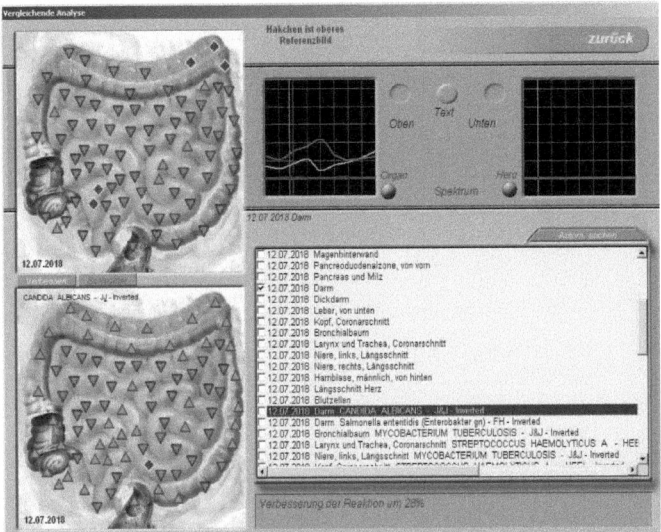

Abb. 71: *Darm: Energetische Störung mit zahlreichen nach unten gerichteten Dreiecken, bei Invertierung von Candida albicans Verbesserung des energetischen Befundes um 28% bei verbleibender energetischer Reststörung.*

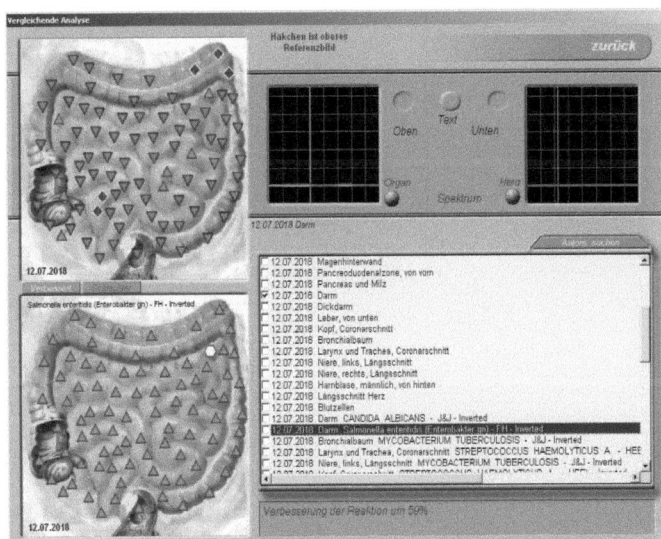

Abb. 72: *Darm: Bei Invertierung von Salmonella enteritidis Verbesserung des energetischen Befundes um 59%. Der Patient gibt an, schon mehrfach Lebensmittelvergiftungen gehabt zu haben.*

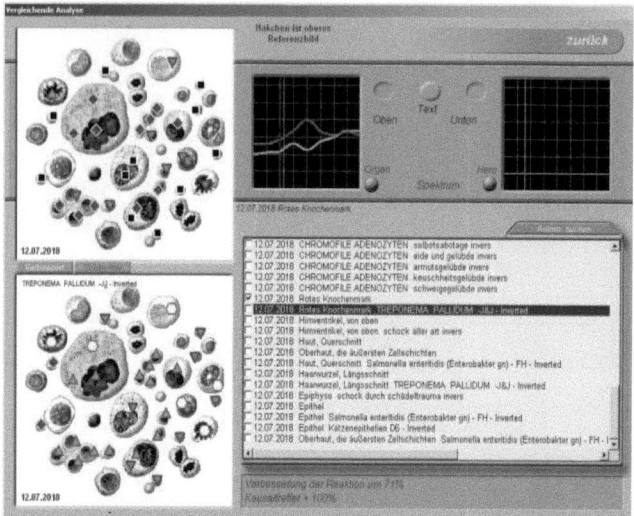

Abb. 73: *Rotes Knochenmark: Schwere energetische Störung, bei Invertierung von Treponema pallidum Verbesserung des energetischen Befundes um 71%. Angesprochen auf Depressionen und Suizidalität, die in diesem Zusammenhang häufig vorkommen, berichtet der Patient unmittelbar, dass er schon mehrfach den Gedanken hatte, sich das Leben zu nehmen. Auch immer wieder kehrende Unfälle sowie eine Nachlässigkeit im Sonnenschutz gehören zu diesem Muster.*

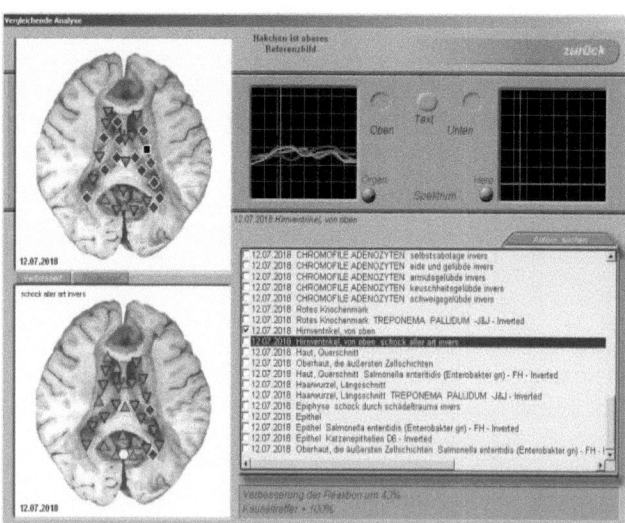

Abb. 74: *Hirnventrikel: Schwere energetische Störung, bei Invertierung von Schock aller Art Verbesserung des energetischen Befundes um 43%.*

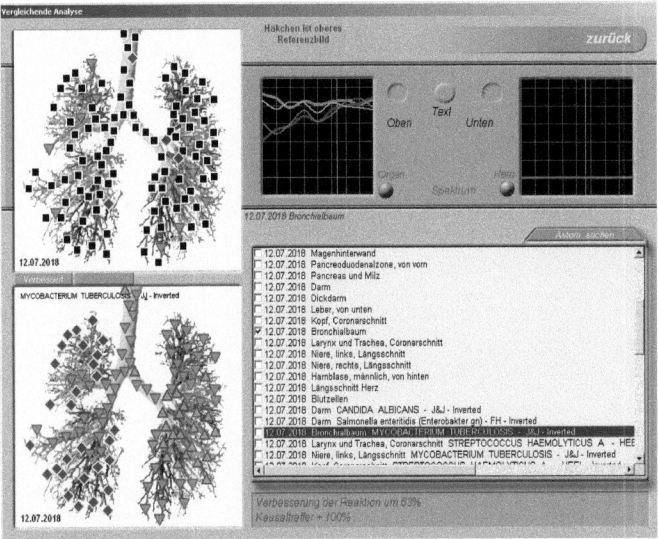

Abb. 75: *Bronchialbaum: Schwere energetische Störung, bei Invertierung von Mycobacterium tuberculosis Verbesserung des energetischen Befundes um 63%.*

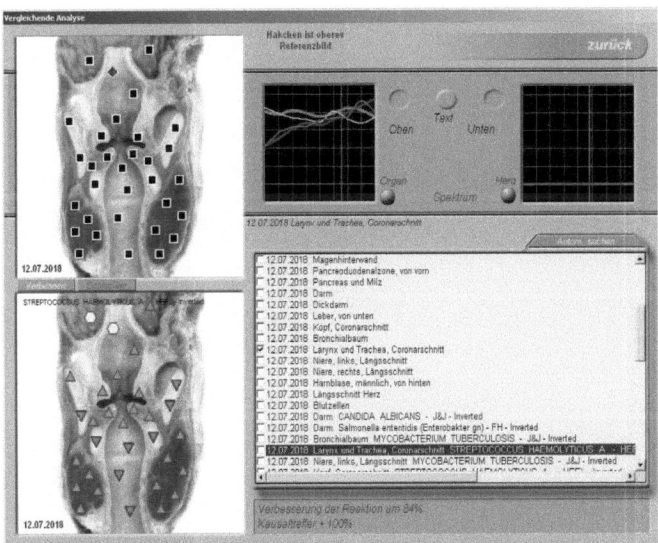

Abb. 76: *Larynx und Trachea: Schwere energetische Störung, bei Invertierung von Streptococcus haemolyticus Verbesserung des energetischen Befundes um 84%. Der Patient berichtet von immer wiederkehrenden Halsentzündungen.*

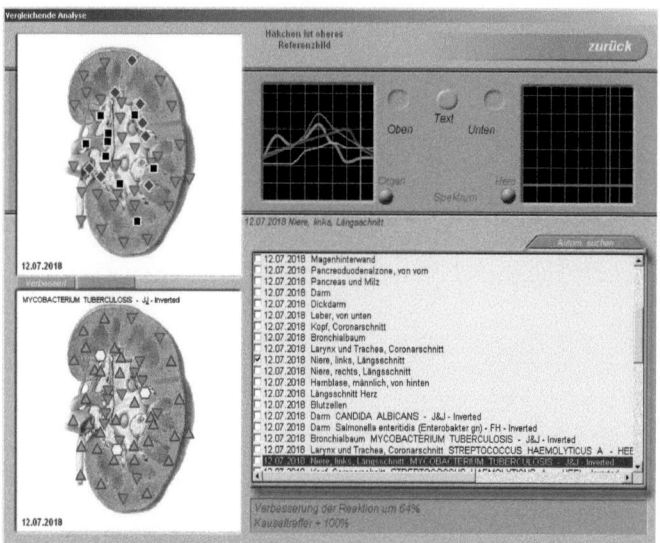

Abb. 77: *Niere links: Schwere energetische Störung, bei Invertierung von Streptococcus haemolyticus Verbesserung des energetischen Befundes um 64%.*

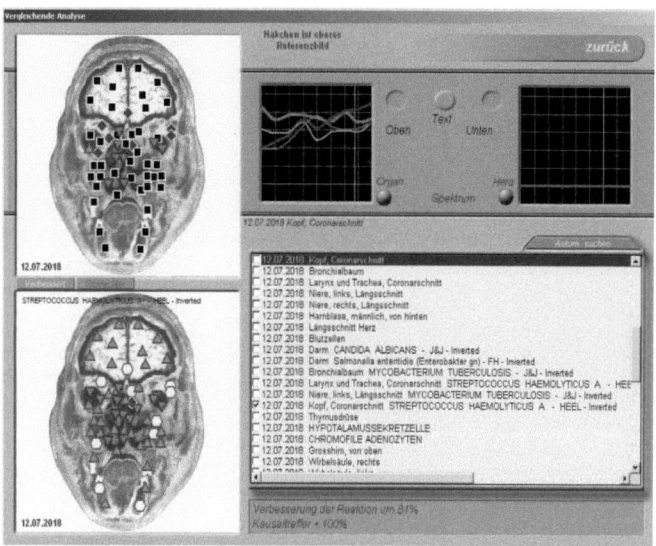

Abb. 78: *Kopf Coronarschnitt: Schwere energetische Störung, bei Invertierung von Streptococcus haemolyticus Verbesserung des energetischen Befundes um 81%.*

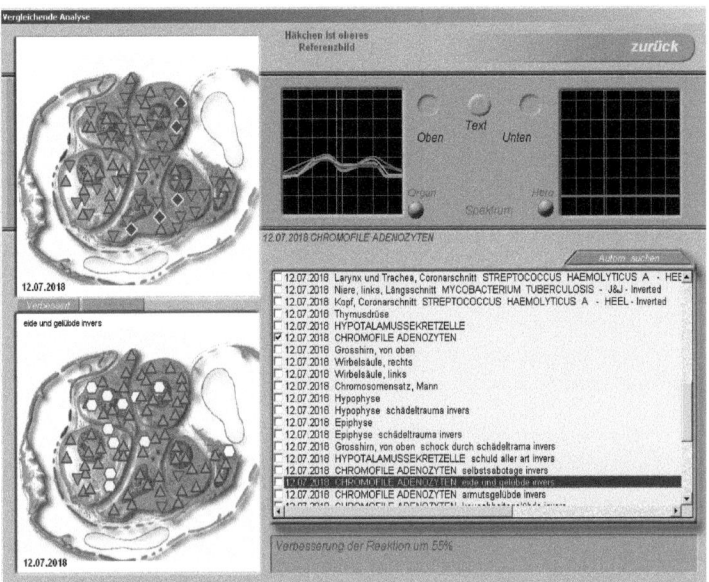

Abb. 79: *Chromophile Adenozyten: Energetische Störung, bei Invertierung von Eide und Gelübde Verbesserung des energetischen Befundes um 55%.*

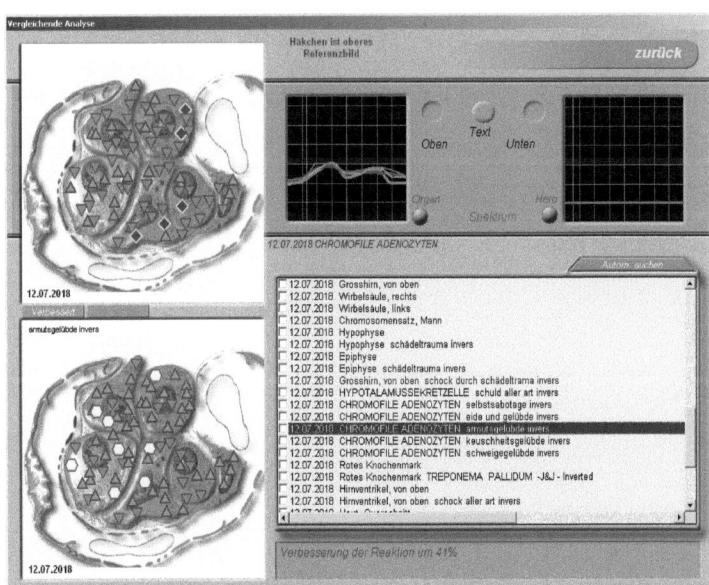

Abb. 80: *Chromophile Adenozyten: Energetische Störung, bei Invertierung von Armutsgelübde Verbesserung des energetischen Befundes um 41%.*

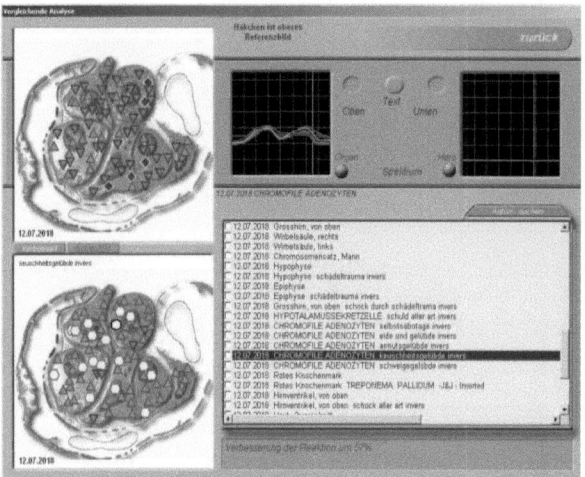

Abb. 81: *Chromophile Adenozyten: Bei Invertierung von Keuschheitsgelübde Verbesserung des energetischen Befundes um 57%. Der Patient berichtet davon, dass er immer wieder kurz dauernde Beziehungen zu Frauen habe, allerdings ohne ernsthafte Absichten, was er bedaure, weil er eigentlich gerne eine Familie gehabt hätte, dafür sei es jetzt wohl zu spät.*

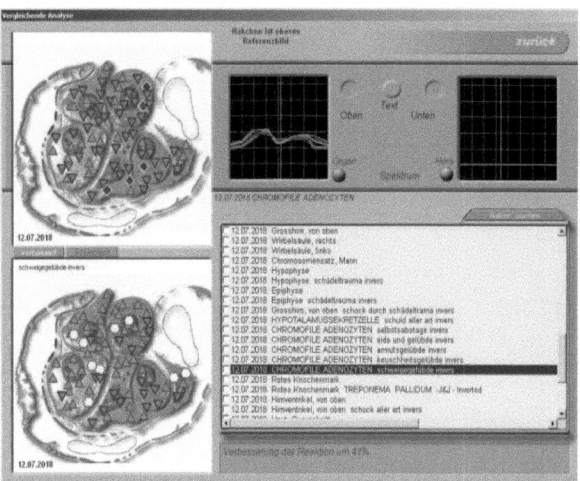

Abb. 82: *Chromophile Adenozyten: Bei Invertierung von Schweigegelübde Verbesserung des energetischen Befundes um 41%. Hier bestätigt sich der bereits bei der Prüfung der karmischen Muster geäußerte Verdacht, dass die fehlende Resonanzfähigkeit auf ein Schweigegelübde zurückzuführen ist. Niklaus von Flüe (siehe Erläuterung später).*

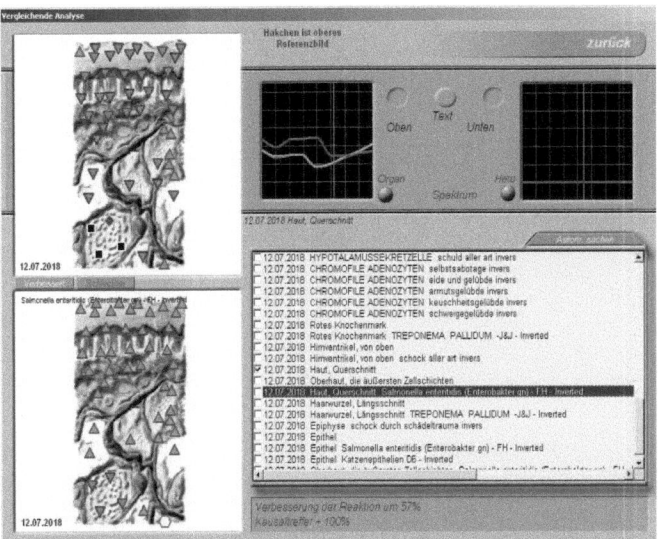

Abb. 83: *Haut Querschnitt: Energetische Störung, bei Invertierung von Salmonella enteritidis Verbesserung des energetischen Befundes um 57%. Insbesondere die Schweißdrüsen scheinen von der Belastung betroffen.*

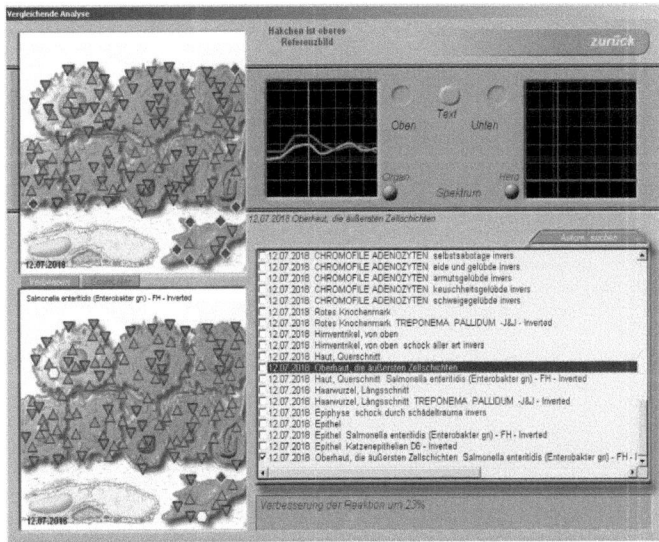

Abb. 84: *Oberhaut, die äußeren Zellschichten: Energetische Störung, bei Invertierung von Salmonella enteritidis Verbesserung des energetischen Befundes um 23%.*

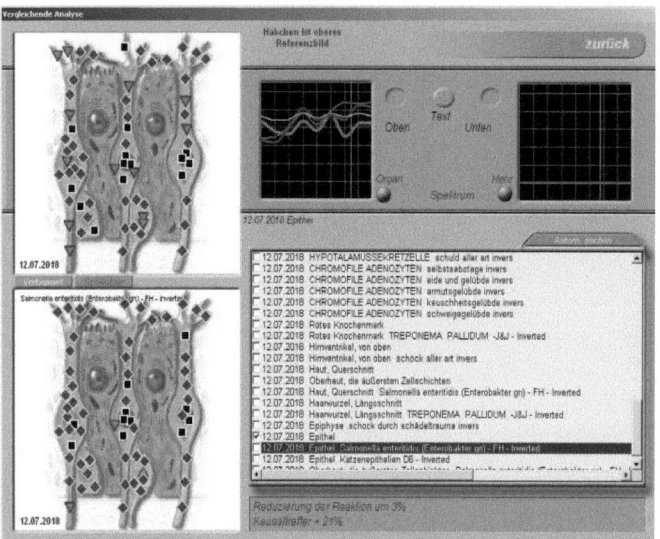

Abb. 85: *Epithel: Schwere energetische Störung, bei Invertierung von Salmonella enteritidis Reduzierung des energetischen Befundes um 3%, die Hypothese muss somit verworfen werden.*

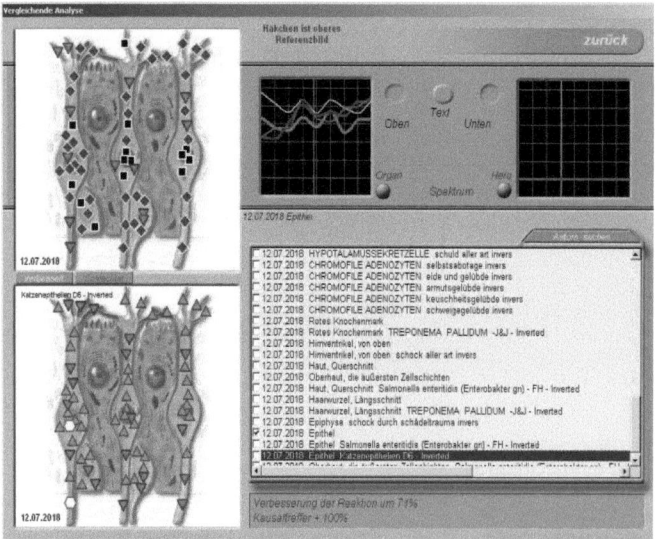

Abb. 86: *Epithel: Bei Invertierung von Katzenepithelien Verbesserung des energetischen Befundes um 71%, es liegt somit eine schwere Katzenhaarallergie vor. Der Patient berichtet, in den Wirtschaften immer wieder einmal mit Katzen zu tun zu haben.*

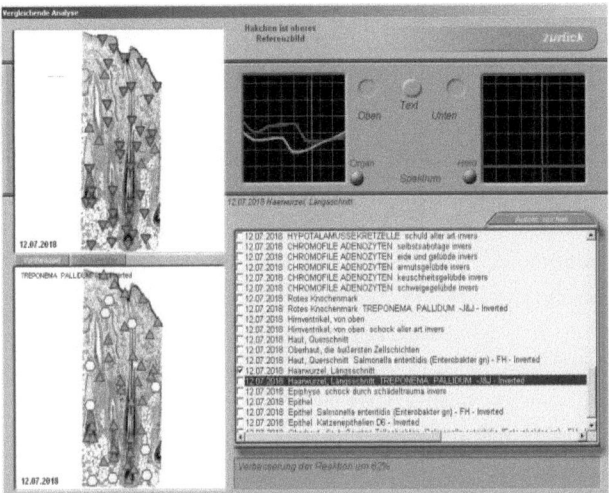

Abb. 87: *Haarwurzel Längsschnitt: Energetische Störung mit zahlreichen nach unten gerichteten Dreiecken, bei Invertierung von Treponema pallidum Verbesserung des energetischen Befundes um 62%. Dieser Befund ist typisch bei Patienten mit Haarausfall, wie bereits mehrfach dargestellt.*

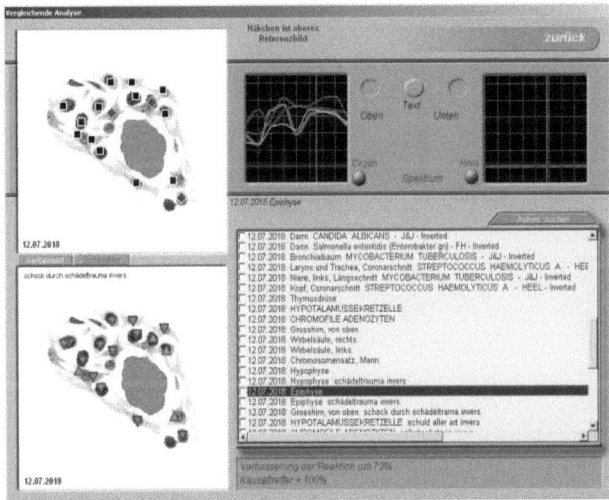

Abb. 88: *Epiphyse: Schwere energetische Störung, bei Invertierung von Schock durch Schädeltrauma Verbesserung des energetischen Befundes um 72%. Allein solche Belastungen können zu chronischen Schlafstörungen führen, zumal die Epiphyse über das Hormon Melatonin den Tag-Nacht-Rhythmus des menschlichen Körpers steuert.*

Bewertung: Die Uhrglasnägel resultieren wohl aus der energetischen broncho-pulmonalen Störung, ausgelöst durch das Mycobacterium tuberculosis. Der Befund an den Nägeln ist zwar nicht schwer, allerdings entspricht er der vom Patienten angegebenen Atemnot bei Bergwanderungen.

Die Darmstörung geht auf eine oder mehrere alte Lebensmittelvergiftungen zurück, ausgelöst durch Salmonella enteritidis. Salmonella enteritidis ist ein Bakterium aus der Familie der Salmonella und verursacht eine Entzündung des Darm-Trakts (Enteritis infectiosa). Salmonellen sind gram-negative Stäbchen und gehören zu den obligat pathogenen Enterobakterien. Folglich kommt es bei einer Infektion zum Beispiel im Gegensatz zu manchen E. coli-Arten immer zu einer Erkrankung. Eine Infektion erfolgt über die Aufnahme kontaminierter tierischer Nahrungsmittel. Im Gegensatz zu den typhösen Salmonellen, bei denen eine geringe Infektionsdosis mit bereits 100-1000 Bakterien ausreicht, um die sogenannte Typhus-Erkrankung auszulösen, ist bei den Salmonella enterica eine hohe Infektionsdosis mit 100.000-1.000.000 Erregern nötig. Eine Infektion mit Salmonella enterica unterliegt der Meldepflicht. Die Inkubationszeit beträgt bei diesem Erreger nur Stunden bis Tage. Mit Hilfe des Enterotoxins kommt es im Allgemeinen zu einer lokalen Infektion des Darmes aufgrund einer Darmwandinvasion über die Mucosa-Zellen (Schleimhautinvasion). Klinisch äußert sich dies in Form von Brechdurchfällen oder einer reinen Diarrhoe mit eventueller Fieberbeteiligung. Eine Streuung auf andere Organe ist nur in 10-20% der Fälle zu beobachten. Auch wenn eine Stuhluntersuchung keine Hinweise auf Salmonellen ergeben hat, so finden sich doch immer wieder erhebliche informatorische Reststörungen im Darm, die zu den vom Patienten beschriebenen Beschwerden führen. Erst die homöopathische Ausleitung dieser Informationen führt zu einer Verbesserung der Symptomatik. Tatsächlich verbessert sich die Situation deutlich nach einer entsprechenden Ausleitungsbehandlung mit gleichzeitiger Darmsanierung mittels Laktobazillen.

Beeindruckend ist die unmittelbare Verbindung zur Suizidalität, von der der Patient zunächst nichts nicht erwähnt hatte, die aber bei Erscheinen des energetischen Befundes auf dem Roten Knochenmark zum Thema gemacht und vom Patienten auch gleich bestätigt wird. Diese Erkenntnis ist für den Aurachirurgen beeindruckend, da es mit Hilfe der NLS-Analyse tatsächlich gelingt, nicht nur Depressionen und Suizidalitäten herauszufinden, sondern anhand der Höhe der Verbesserung des energetischen Befundes bei Invertierung von Treponema pallidum im Vegetotest sogar die Gefahr einer Suizidalität abschätzen zu können.

Die Hautsymptomatik mit schwer entzündeten Haarfollikeln resultiert aus der kombinierten energetischen Störung von Darm und Lunge. Wie bereits mehrfach dargestellt, bildet nach TCM-Logik die Haut das zu den Organmeridianen Darm und Lunge gehörige Sinnesorgan. Sind ein oder beide Organmeridiane energetisch gestört, so zeigt sich das nach außen an der Haut. Im Rahmen der Darmsanierung und nach homöopathischer Ausleitung von Mycobacterium tuberculosis verbessert sich Hautsymptomatik tatsächlich deutlich beim Patienten.

Interessant ist die geistige Verbindung, die der Patient unmittelbar bei Erwähnung seines Schweigegelübdes mit Niklaus von Flüe herstellt. Solche Verbindungen geschehen nach aurachirurgischer Erfahrung nicht zufällig, sondern zeigen eine tiefe seelische Verbundenheit zu diesem Mystiker, die der Patient für sich selbst immer wohl schon gespürt hat, die er aber so nicht offen auszudrücken vermochte. Letztlich lebt der Patient diesem Idol nach, mit allen Gelübden, die in ihm stecken und die mittels NLS-Analyse eindrucksvoll nachgewiesen werden können.

Niklaus von Flüe, Nikolaus von der Flühe oder Bruder Klaus (* 1417 im Flüeli, Obwalden; † 21. März 1487 im Ranft ebenda) war ein einflussreicher Schweizer Bergbauer, Soldat, Einsiedler, Asket und Mystiker. Er gilt als Schutzpatron der Schweiz und wurde 1947 heiliggesprochen. Niklaus von Flüe erlangte weithin Bekanntheit als Seelsorger und geistlicher Berater nicht allein für die Landbevölkerung, sondern auch als Ratgeber für ausländische Staatsoberhäupter im Europa des 15. Jahrhunderts. So berichtet ein Sondergesandter des Herzogtums von Mailand in einem Brief an Ludovico Sforza von Besuchen beim Einsiedler, wo er politische Fragen diskutierte, und der Herzog bedankt sich in der Antwort für dessen liebenswürdige Grüsse. Niklaus von Flüe war auch als Mystiker an weltlichen Dingen interessiert. Er beobachtete die politischen Ereignisse und wurde in solchen Angelegenheiten um Rat gefragt. Nach dem Historischen Lexikon der Schweiz gilt sein vermittelnder Einfluss am Stanser Verkommnis heute als erwiesen: 1481 kam es auf der Tagsatzung in Stans zu einem schweren Konflikt zwischen Stadt- und Landorten: den Städten Luzern, Zürich und Bern, die einem «Burgrecht» angehörten, auf der einen Seite, und den in einem «Landrecht» verbundenen Orten Uri, Schwyz, Unterwalden, Glarus und Zug auf der Gegenseite. Es drohte der Zerfall der Eidgenossenschaft. In der Nacht auf den 22. Dezember begab sich der Pfarrer von Stans, Heimo Amgrund, zu Niklaus von Flüe und kam mit einem bis heute unbekannten Rat zurück. Der Pfarrer veranlasste die Ratsherren, nochmals zusammenzutreten, und richtete ihnen die geheime Botschaft des Einsiedlers aus. Daraufhin kamen die Ratsherren nach nur zwei Stunden zu einer Lösung. Es gab einen erneuerten Bundesschluss mit der Aufnahme der Kantone Freiburg und Solothurn in die Eidgenossenschaft. Der Ratschlag «Macht den Zaun nicht zu weit!» und die neutralitätspolitische Maxime «Mischt Euch nicht in fremde Händel!» wurden ihm Jahre nach seinem Tod zugeschrieben.

Carl Gustav Jung hielt Niklaus von Flüe für den Prototyp eines Mystikers über religiös-konfessionelle Spaltungen hinweg. Bruder Klaus sei «der einzige hervorragende schweizerische Mystiker von Gottes Gnaden, der unorthodoxe Urvisionen hatte und unbeirrten Auges in die Tiefen jener göttlichen Seele blicken durfte, welche alle durch Dogmatik getrennten Konfessionen der Menschheit noch in einem symbolischen Archetypus vereinigt enthält». Jung meinte: «‹Gott› ist eine Urerfahrung des Menschen, und die Menschheit hat sich seit unvordenkbaren Zeiten eine unausdenkbare Mühe gegeben, diese unfaßbare Erfahrung darzustellen, zu assimilieren, durch Deutung, durch Spekulation und durch Dogma, oder sie zu leugnen»[7]

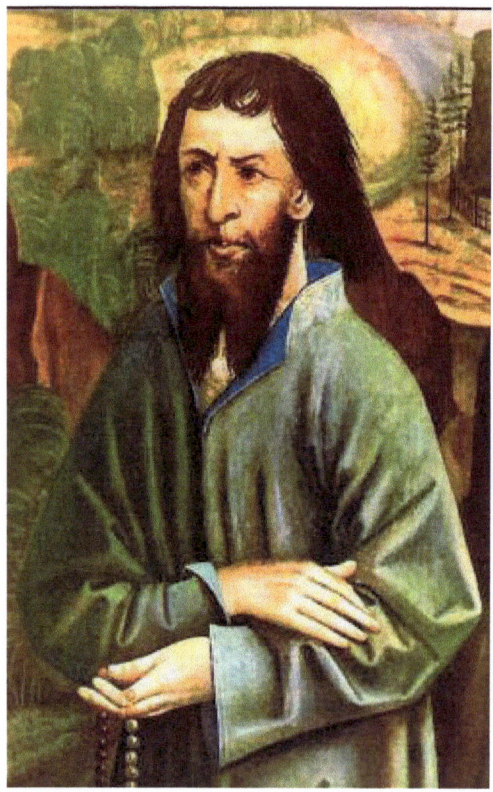

Abb. 89: *Niklaus von Flüe*

---

[7] C. G. Jung: Bruder Klaus, zitiert nach: Gesammelte Werke 11, § 480.

Cholesterinwerterhöhung

Anamnese: Die 57-jährige Patientin kommt in die Behandlung wegen ihres erhöhten Cholesterinwertes und fragt, ob man da auch aurachirurgisch etwas dagegen tun könne.

		19.02.2018	13.06.2018
Leukozyten-Zählung	3500 - 10000 1/ul	4800	
Erythrozyten-Zählung	4000000 - 5200000 1/ul	4770000	
Hämoglobin	12.0 - 16.0 g/dl	13.6	
Hämatokrit	36.0 - 48.0 %	44.3	
Thrombozyten-Zählung	50000 - 400000 1/ul	> 0 (-)	
MCV	80.0 - 100.0 fl	92.9	
MCH	26.0 - 34.0 pg	28.5	
MCHC	31.0 - 36.5 g/dl	30.7 (-)	
LYMP% (Differentialblutbild)	17.0 - 48.0 %	34.1	
MON% (Differentialblutbild)	2.0 - 10.0 %	7.6	
GRA% (Differentialblutbild)	43.0 - 76.0 %	58.3	
Cholesterin, total	3.88 - 5.66 mmol/l	9.91 (+)	8.42 (+)
Triglyceride	0.56 - 1.68 mmol/l	5.04 (+)	1.83 (+)
HDL-Cholesterin	1.16 - 1.78 mmol/l	1.53	1.73
Kreatinin	35.0 - 71.0 umol/l	52.0	
Kalium	3.50 - 4.70 mmol/l	4.10	
Natrium	136.0 - 149.0 mmol/l	144.0	
Chlorid	98.0 - 106.0 mmol/l	108.0 (+)	

Abb. 90: *Der mitgebrachte laborchemische Befund zeigt zwei Untersuchungen, einmal im Februar und das andere mal im Juni 2018. War der Gesamtcholesterinwert mit 9.91 mmol/l deutlich über der Norm von 3,88-5,66 mmol/l, so hat sich die Situation bis zum Juni mit einem Wert von 8,42 mmol/l nur mäßig verbessert. Die Patientin beschreibt, dass sie nach der ersten Untersuchung über vier Monate sich strikt vegan ernährt habe, mit viel Obst und Gemüse, unter Verzicht auf Fleisch, Wurst, Fisch und Milchprodukte. Aber das habe wohl bzgl. des Cholesterinspiegels nichts gebracht. Der Internist habe ihr einen Cholesterinsenker empfohlen, allerdings habe sie hier schon einmal einen Versuch unternommen und musste die Medikation wegen Muskelproblemen absetzen. Auch die Triglyceride sind mit 5,04 mmol/l bei einer Norm von 0,56-1,68 mmol/l zunächst deutlich erhöht, verbessern sich aber in der zweiten Messung auf 1,83 mmol/l, was nur noch eine diskrete Erhöhung darstellt.*

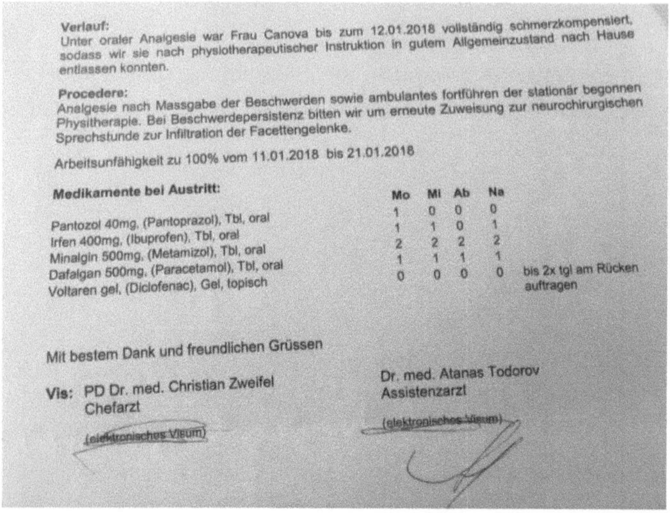

Verlauf:
Unter oraler Analgesie war Frau Canova bis zum 12.01.2018 vollständig schmerzkompensiert, sodass wir sie nach physiotherapeutischer Instruktion in gutem Allgemeinzustand nach Hause entlassen konnten.

Procedere:
Analgesie nach Massgabe der Beschwerden sowie ambulantes fortführen der stationär begonnen Physitherapie. Bei Beschwerdepersistenz bitten wir um erneute Zuweisung zur neurochirurgischen Sprechstunde zur Infiltration der Facettengelenke.

Arbeitsunfähigkeit zu 100% vom 11.01.2018 bis 21.01.2018

Medikamente bei Austritt:

	Mo	Mi	Ab	Na	
Pantozol 40mg, (Pantoprazol), Tbl, oral	1	0	0	0	
Irfen 400mg, (Ibuprofen), Tbl, oral	1	1	0	1	
Minalgin 500mg, (Metamizol), Tbl, oral	2	2	2	2	
Dafalgan 500mg, (Paracetamol), Tbl, oral	1	1	1	1	
Voltaren gel, (Diclofenac), Gel, topisch	0	0	0	0	bis 2x tgl am Rücken auftragen

Mit bestem Dank und freundlichen Grüssen

Vis: PD Dr. med. Christian Zweifel
Chefarzt
(elektronisches Visum)

Dr. med. Atanas Todorov
Assistenzarzt
(elektronisches Visum)

*Abb. 91: Der Chefarzt PD Dr. med. Zweifel hat offensichtlich Zweifel bei der Verordnung der Analgetika bzw. Antiphlogistika in Kombination mit dem Magenschutzpräparat Pantozol[8], denn er hat sich für sage und schreibe **vier** verschiedene Präparate im Parallelbetrieb entschieden. Die Patientin leidet seit zwei Jahren unter Muskelschmerzen, was als eine rheumatoide Symptomatik interpretiert wird. Bisherige physiotherapeutische Maßnahmen mit Bewegungstherapie brachten keine deutliche Verbesserung der Symptomatik, einzig die umfangreiche Schmerzmedikation führt dazu, dass die Patientin nach Aussage der Klinik „vollständig schmerzkompensiert" sei. Auf Grund von Schmerzen in der Wirbelsäule empfiehlt die Klinik die erneute Zuweisung zur neurochirurgischen Sprechstunde zur Infiltration der Facettengelenke an der Wirbelsäule, die nach Angaben der Patientin aktuell ebenfalls schmerzhaft ist.*

---

[8] Pantoprazol ist ein Wirkstoff aus der Gruppe der Protonenpumpen-Inhibitoren, der die Magensäuresekretion hemmt. Es wird auf ärztliche Verschreibung unter anderem bei der Refluxkrankheit und bei Magen- und Darmgeschwüren eingesetzt. Im Dezember 2009 wurde Pantoprazol für die Selbstmedikation zur kurzzeitigen Behandlung von Refluxbeschwerden wie Magenbrennen und saurem Aufstossen freigegeben. Es wird dazu einmal täglich morgens während maximal 4 Wochen eingenommen. Zu den häufigsten unerwünschten Wirkungen gehören Kopfschmerzen, Schwindel und Verdauungsstörungen. Seit Juni 2010 sind Generika im Handel. Eine neue Studie der Washington University School of Medicine in St. Louis/Missouri zeigt jetzt, dass der langfristige Einsatz der PPI auch noch mit einem erhöhten Sterberisiko einhergeht. Am 3. Juli 2017 wurden die Ergebnisse im Fachmagazin BMJ Open veröffentlicht. Demnach steigt das Risiko für einen vorzeitigen Tod um 50 Prozent. Die beteiligten Forscher untersuchten die Daten von 275.000 PPI-Anwendern sowie von 75.000 Menschen, die zur Reduzierung ichrer Magensäure Histaminrezeptorantagonisten einnahmen.

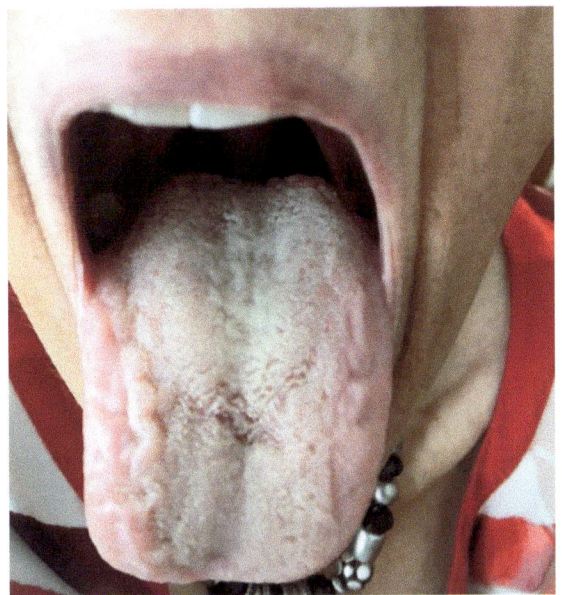

Abb. 92: *Deutlich belegte Zunge, was sich auf Grund der weiteren Untersuchungen als dicker Pilzbelag durch Candida albicans herausstellt.*

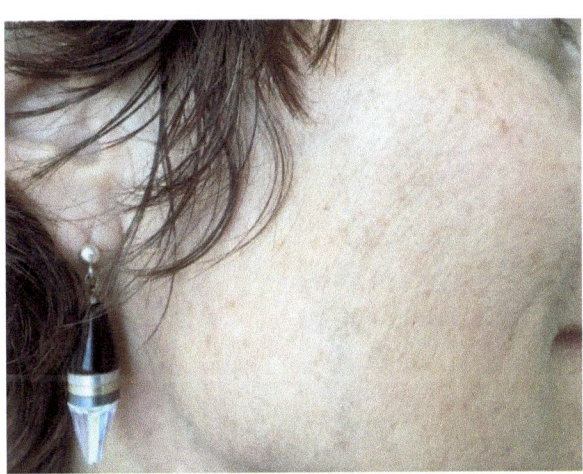

Abb. 93: *An der Backe zeigen sich an vielen Stellen braune Einlagerungen in die Haut, wie dies in der TCM als typische Nebenwirkung einer energetischen Leberschwäche beschrieben ist.*

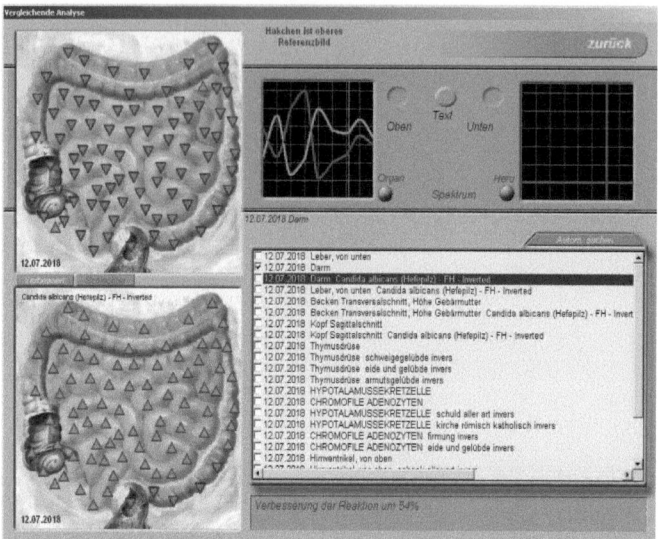

Abb. 94: *Darm: Deutliche energetische Störung mit über den gesamten Darm verteilten Dreiecken nach unten, bei Invertierung von Candida albicans kommt es zu einer Verbesserung des energetische Befundes um 54%. Die Patientin beschreibt den bei Candida albicans typischen postprandialen Blähbauch.*

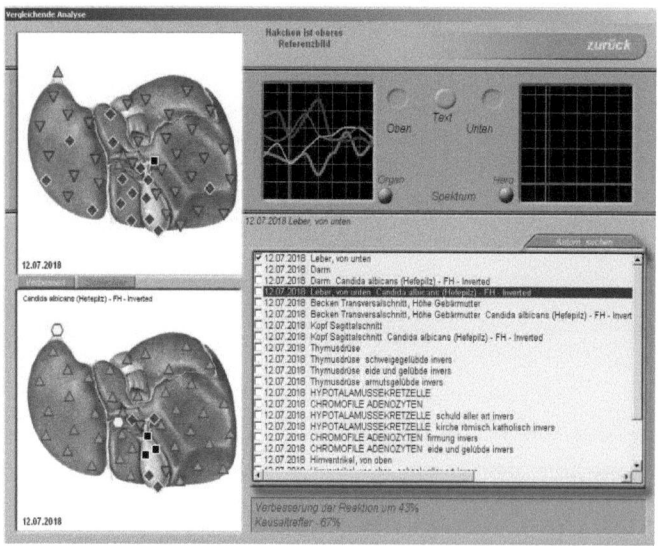

Abb. 95: *Leber von unten: Deutliche energetische Störung der Leber und der Gallenblase, bei Invertierung von Candida albicans kommt es zu einer Verbesserung des energetische Befundes um 43%.*

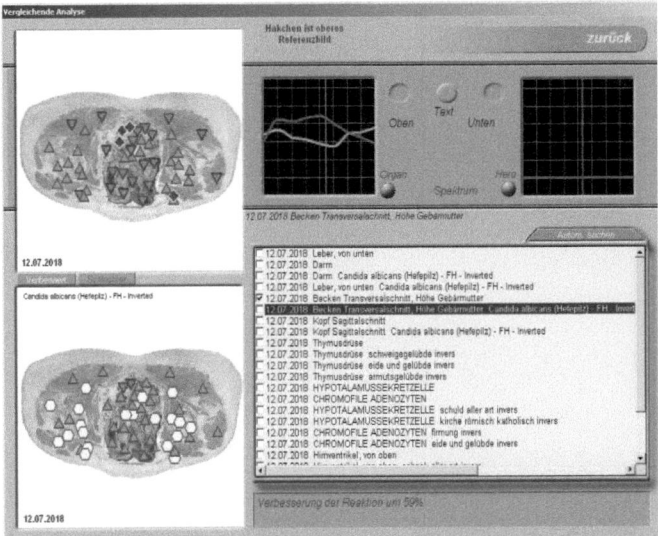

Abb. 96: *Becken Sagittalschnitt: Energetische Störung mit Markierungen in der Beckenmuskulatur, bei Invertierung von Candida albicans kommt es zu einer Verbesserung des energetische Befundes um 59%.*

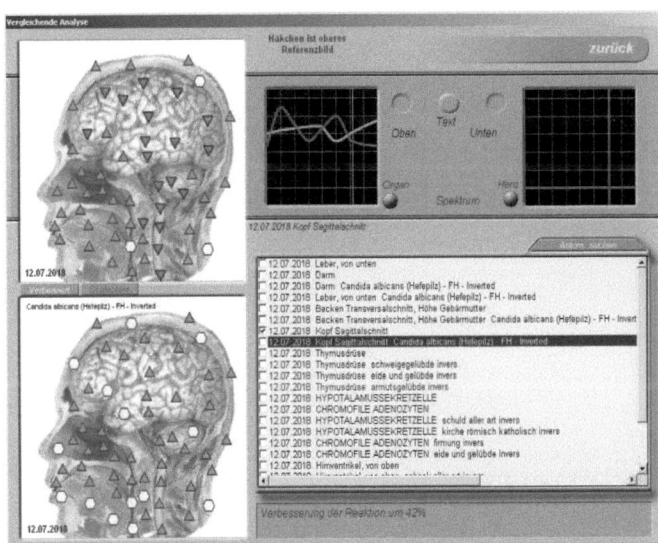

Abb. 97: *Kopf Sagittalschnitt: Energetische Störung mit Markierungen im Gehirn und am Rückenmark, bei Invertierung von Candida albicans kommt es zu einer Verbesserung des energetische Befundes um 42%. Dieser Befund zeigt die Müdigkeit, unter der die Patienten seit Langem leidet.*

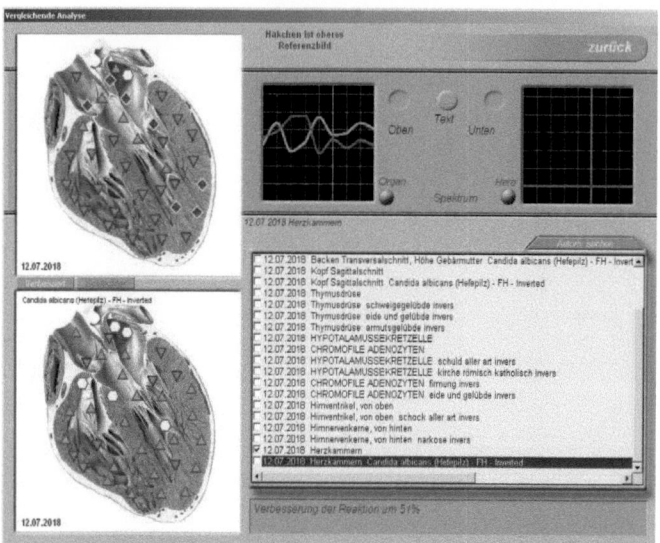

Abb. 98: *Herzkammern: Energetische Störung, bei Invertierung von Candida albicans kommt es zu einer Verbesserung des energetische Befundes um 51%. Dieser Befund zeigt, dass sich die von der Leber nicht mehr metabolisierten Stoffwechselprodukte in allen Muskeln, d.h. auch im Herzmuskel, ablagern.*

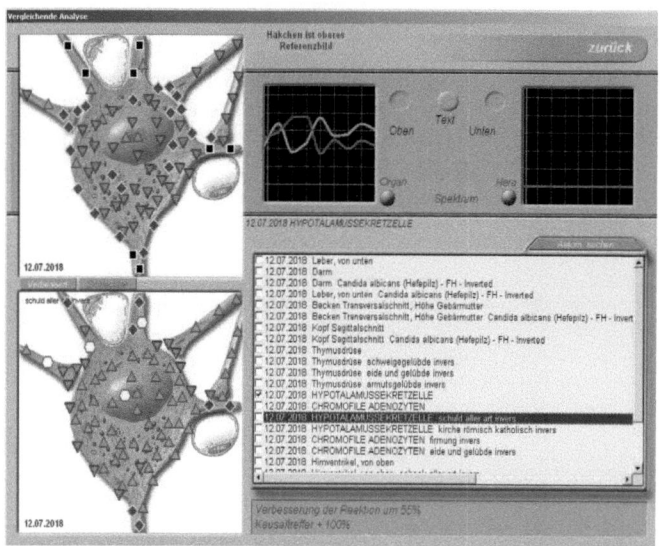

Abb. 99: *Hypothalamussekretzelle: Energetische Störung, bei Invertierung von Schuld aller Art kommt es zu einer Verbesserung des energetische Befundes um 55%.*

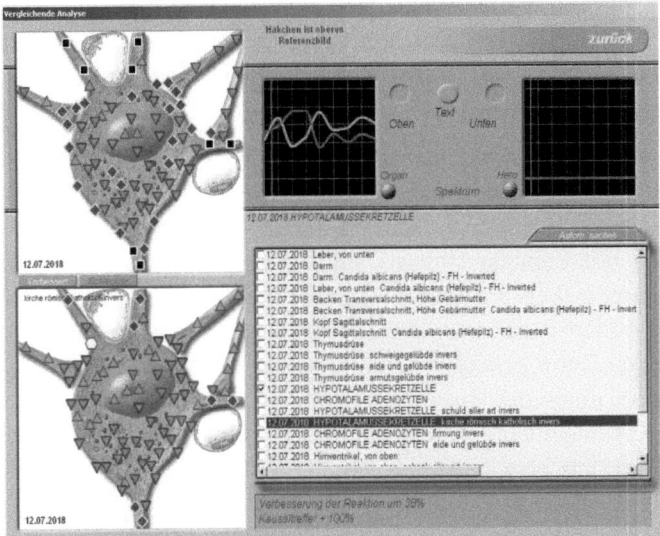

Abb. 100: *Hypothalamussekretzelle: Bei Invertierung von Kirche römisch katholisch kommt es zu einer Verbesserung des energetische Befundes um 38%.*

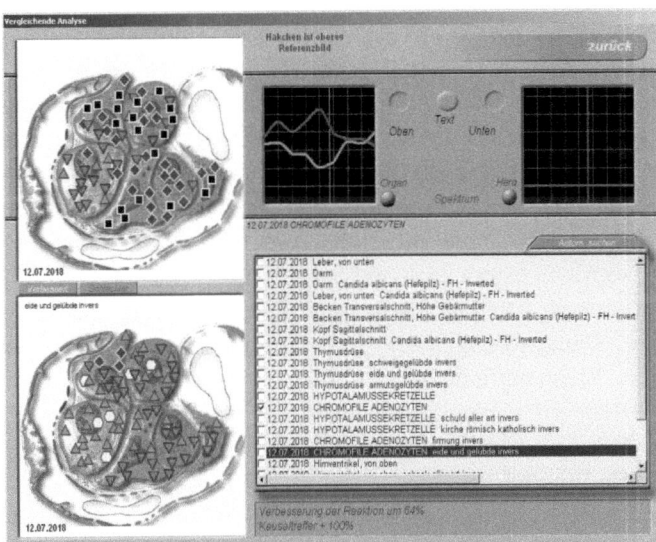

Abb. 101: *Chromophile Adenozyten: Energetische Störung, bei Invertierung von „Eide und Gelübde" kommt es zu einer Verbesserung des energetischen Befundes um 64%. Zusätzlich zu der organischen Problematik durch Candida albicans im Darm besteht somit noch eine seelische Belastung, die per aurachirurgischer Auflösungsprozedur behandelt wird.*

Bewertung: Auch wenn hier keine aurachirurgische Operation durchgeführt wird, so ist es doch die Aufgabe des Aurachirurgen, für diesen Patienten eine Lösung zu finden. Jenseits der organischen Probleme durch Candida albicans bestehen auch noch seelische Themen, die es aurachirurgisch anzugehen gilt.

Der Blick auf die Zunge zeigt unmittelbar, dass eine schwere Störung im Bereich von Magen und Darm vorliegt, mit den daraus resultierenden Konsequenzen. Es besteht eine schwere energetische Belastung von Magen und Darm durch die Besiedelung mit Candida albicans auf Grund des durch die Klinik verordneten Magensäureblockers Pantozol (Pantozol neutralisiert den Magen-pH, so dass Keime und Pilze zusammen mit der Nahrung ungehindert den Magen passieren und in den Darm gelangen können) sowie eine energetische Belastung der Leber sowohl durch die Mikrobiomschädigung im Darm als auch auf Grund der zahlreichen Analgetika. Alle diagnostischen Akupunkturdruckpunkte wie Le3, Di10 und Di 4, Gb 31, Gb 20 und Gb 21 sind durch erhöhte Druckschmerzhaftigkeit gekennzeichnet.

Dieser Fall zeigt in beeindruckender Wiese, wie sehr eine vegane und somit vermeintliche gesunde Ernährung auch zu erheblichen gesundheitlichen Problemen führen kann. Auch wenn der Verzicht auf Fleisch, Wurst, Fisch und Milchprodukte die Kriterien der veganen Ernährung erfüllt, so bleibt zu bedenken, dass Obst große Mengen an Fruktose enthält, die der Organismus unmittelbar zu Glukose umbaut. Der Zucker Glukose wiederum bildet die Grundlage für das Pilzwachstum von Candida albicans im Darm mit der daraus resultierenden Störung des Mikrobioms. In der Folge resorbiert der Darm Nahrungsbestandteile, die üblicherweise nicht in den Körper gelangen sollten, was die Leber als Metabolisierungsorgan energetisch schwächt. Lässt dann die Metabolisierungsfunktion der Leber so weit nach, dass nicht mehr alle Stoffwechselprodukte ordnungsgemäß verstoffwechselt werden, lagern sich entsprechende Substanzen in verschiedenen Organstrukturen ab. Die Lebersymptome sind, wie bereits mehrfach beschrieben, Müdigkeit, Schlafstörungen mit Erwachen zwischen 1 und 3 Uhr morgens, Sehstörungen, Lichtempfindlichkeit, Einlagerung von Stoffwechselprodukten in Muskeln, Bändern, Sehnen, Haut mit Braunfährbung und Gelenken mit konsekutiven Entzündungen, feucht-schwitzige Hände mit generell erhöhter Schwitzneigung sowie die Emotion von Wut und Zorn. Es entsteht eine rheumatoide Symptomatik mit Druckschmerzhaftigkeit der Muskulatur und Muskelschwäche, im schlimmsten Fall sogar schwere Störungen im Mineralstoffwechsel mit Krämpfen in der Muskulatur, die bis zur Bewusstlosigkeit gehen können. Auch ödematöse Schwellungen im Bindegewebe sind typisch, bedingt durch die Störung im Mineralstoffwechsel, sofern man den Zustand nach schulmedizinischer Sichtweise interpretiert. Aus TCM-Sicht würde man solche ödematösen

Schwellungen als energetische Störungen der Flüssigkeitsverteilung betrachten, was zum Aufgabengebiet der Milz gehört. Interessanterweise finden sich bei diesen Patienten mit energetischer Störung von Darm und Leber typischerweise auch energetische Störungen in der NLS-Analyse im Bereich der Milz.

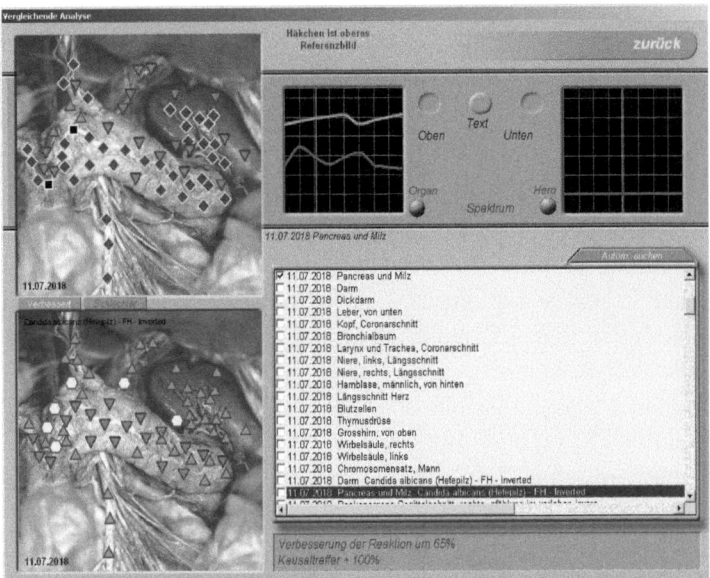

Abb. 102: *Pankreas und Milz: Es zeigt sich eine deutliche energetische Störung auf beiden Organen, nach Invertierung von Candida albicans verschwindet die energetische Belastung insbesondere der Milz vollständig, es kommt zu einer Verbesserung des energetischen Befundes um insgesamt 65%. Die Milz verbessert sich um zwei Einheiten, das Pankreas dagegen nur um eine.*

Die Störung des energetischen Regelkreises zwischen Leber und Darm führt unter anderem zu einer laborchemisch messbaren Erhöhung des Gesamtcholesterins und der Triglyceride. Die Arbeitshypothese lautet: Zwar können die Triglyceride durch einen Verzicht auf fetthaltige Nahrungsmittel reduziert werden, jedoch hat die Ernährungsumstellung so gut wie keine Auswirkung auf das Gesamtcholesterin im Blut. Beim Menschen wird Cholesterin zum Großteil (90 %) im Körper selbst hergestellt (synthetisiert), beim Erwachsenen in einer Menge von 1 bis 2 g pro Tag, und nur zu einem kleinen Teil mit der Nahrung (insbesondere von Tieren stammende wie Fleisch von Innereien und Eidotter oder etwa in Fleisch, Kokosnüssen und Palmkernöl vorkommenden gesättigten Fettsäuren) aufgenommen. Die Cholesterinresorption liegt im Durchschnitt bei 0,1 bis 0,3 g pro Tag und kann höchstens auf 0,5 g pro Tag gesteigert werden. Das entspricht 30 bis 60 % des in der Nahrung enthaltenen Cholesterins. Cholesterin wird über die Leber ausgeschieden, indem es in Form von Gallensäuren über die Gallenwege in den Darm sezerniert wird (etwa 500 mg pro Tag). Gallensäuren sind für die Resorption wasserunlöslicher Nahrungsbestandteile, also auch von Cholesterin, erforderlich. Cholesterin wird durch Gallensäuren emulgiert und im Dünndarm resorbiert. Da etwa 90 % der Gallensäuren wieder aufgenommen werden, ist die Ausscheidung von Cholesterin entsprechend ineffektiv.

Generell nimmt der Gesamtcholesterinspiegel mit dem Alter deutlich zu. In der Regel ist er bei jungen Frauen etwas niedriger als bei jungen Männern. Mit zunehmendem Alter gleicht sich dieser Unterschied jedoch aus, und ältere Frauen haben schließlich im Mittel einen höheren Cholesterinspiegel als ältere Männer. Einen Sonderfall stellt die Schwangerschaft dar, in der der Gesamtcholesterinspiegel im Normalfall deutlich erhöht ist. Der durchschnittliche Gesamtcholesterinspiegel der Altersgruppe zwischen 35 und 65 Jahren in Deutschland liegt bei etwa 236 mg/dl (entspricht 6,1 mmol/l), die Standardabweichung bei ±46 mg/dl. Das bedeutet näherungsweise, dass etwa zwei Drittel der deutschen Bevölkerung in dieser Altersgruppe einen Gesamtcholesterinwert im Bereich zwischen 190 mg/dl und 282 mg/dl aufweisen und je ein Sechstel der Deutschen in dieser Altersgruppe Werte oberhalb beziehungsweise unterhalb dieses Bereichs.

Cholesterin wird mit der Gallensäure im Darm vom Körper aufgenommen. Dabei wird Cholesterin emulgiert und im Dünndarm resorbiert. Die Löslichkeit von Cholesterin in der Gesamtgalle liegt bei 0,26%. Bei einer Veränderung der Zusammensetzung der Galle kommt es zur Bildung von Cholesterinsteinen. 80% der Gallensteine sind cholesterinreich und 50% reine Cholesterinsteine. Die Bildung von Gallensteinen erfolgt nicht nur in der Gallenblase, sondern auch in der Leber.

Durch Medikamente wie Colestyramin, die Gallensäuren binden und damit ihre Wiederaufnahme erschweren, kann die Cholesterinausscheidung gesteigert werden. Allerdings wird dann die Senkung des Cholesterinspiegels durch Zunahme der LDL-Rezeptordichte auf Leberzellen und die damit gesteigerte Cholesterinaufnahme aus dem Blut in die Leber, teilweise auch durch eine vermehrte Neusynthese, ausgeglichen.

Bei jüngeren Männern bis zum Alter von etwa 45 Jahren geht ein hoher Gesamtbzw. LDL-Cholesterinspiegel mit einem erhöhten Auftreten von Koronaren Herzerkrankungen einher und stellt dabei neben den weiteren bekannten Risikofaktoren einen eigenständigen Risikofaktor dar. Das bedeutet, dass sich diese Korrelation nicht allein durch die Korrelation des Cholesterinspiegels mit anderen bekannten KHK-Risikofaktoren erklären lässt. Weitere bekannte Risikofaktoren sind Lebensalter, Geschlecht, positive Familienanamnese (d. h. Auftreten von Herzinfarkt in der näheren Verwandtschaft), Rauchen, Diabetes mellitus, Bluthochdruck, Übergewicht und Bewegungsmangel. Für jüngere wie ältere Frauen und für ältere Männer stellt ein hoher Cholesterinspiegel allerdings – entgegen der weit verbreiteten Meinung – keinen Risikofaktor für Koronare Herzerkrankungen dar.

Patienten mit familiärer Hypercholesterinämie haben aufgrund eines erblichen Gendefekts einen sehr hohen Cholesterinspiegel (oft 400 mg/dl und mehr) und in jungen Jahren ein gegenüber der Normalbevölkerung um ein Vielfaches gesteigertes KHK-Risiko. Durch die Vergabe verschiedener Lipidsenker konnte die Lebenserwartung dieser Patienten erhöht werden. Das KHK-Risiko dieser Patienten normalisiert sich allerdings in einem Alter ab etwa 55 Jahren.

In zahlreichen Studien wurde demonstriert, dass die Einnahme von Medikamenten zur Cholesterinsenkung insbesondere bei männlichen KHK-Hochrisikopatienten zu einem Rückgang des Herzinfarktrisikos führen kann, der allerdings in aller Regel durch eine Zunahme anderer Todesursachen kompensiert wurde. In den vergangenen Jahren konnte mit der Medikamentengruppe der Statine in einzelnen Studien erstmals auch ein geringer lebensverlängernder Nutzen der Einnahme eines Cholesterinsenkungspräparats demonstriert werden. Dieser zeigte sich allerdings nur in einem Teil der durchgeführten Studien und nur bei männlichen KHK-Hochrisikopatienten mittleren Alters.

Cholesterin ist Bestandteil der Zellmembran und eine der häufigsten im Körper vorkommenden Substanzen. Sie spielt, wie die unten aufgeführten Beispiele zeigen, unter anderem für den Gehirnstoffwechsel eine wichtige Rolle – weshalb der Körper sich auch nicht auf die Zufuhr von außen verlässt, sondern den Spiegel selbst reguliert. Welche Nebenfolgen man mit medikamentösen Eingriffen in diesen Mechanismus auslöst, ist kaum abzusehen. Der LDL-Cholesterinspiegel korreliert mit der Gedächtnisleistung und mit anderen kognitiven Funktionen. Eine Absenkung des LDL-Cholesterinspiegels führt zu einem signifikanten Rückgang von Gedächtnisleistung und Aufmerksamkeit. Als mögliche Erklärung für diesen in verschiedenen Studien beobachteten Effekt kommt die Tatsache in Frage, dass Cholesterin bekanntermaßen bei der Ausbildung von Synapsen im Gehirn eine wesentliche Rolle spielt. Die Ausbildung von Synapsen ist wiederum von wesentlicher Bedeutung beim Lernen und bei der Funktion des Gedächtnisses. Bekannt ist auch, dass sich der Cholesterinspiegel bei Gabe von Statinen nicht nur im Blut, sondern auch im Gehirn deutlich absenkt. In diesem Zusammenhang ist es bemerkenswert, dass in der medizinischen Literatur zahlreiche Fälle von totalem Gedächtnisverlust im direkten Zusammenhang mit der Einnahme von cholesterinsenkenden Präparaten dokumentiert sind[9].

Eine der wegweisenden Studien auf dem Gebiet der Untersuchung von KHK-Risikofaktoren war die Framingham-Studie, die heute als die wichtigste epidemiologische Studie der USA gilt. Sie untersuchte 6000 Personen zweier Generationen in Framingham/Massachusetts. Über die Framingham-Studie wurden bis zum heutigen Tag über 1000 wissenschaftliche Publikationen erstellt. Im Rahmen dieser Studie wurde unter anderem nachgewiesen, dass Rauchen und Übergewicht wichtige KHK-Risikofaktoren sind. Es ergab sich darüber hinaus, dass bei Männern im Alter von 30 bis 59 Jahren das Auftreten von KHK entsprechend dem Cholesteringehalt im Blut erhöht ist. Bei Männern in den Dreißigern wiesen die Personen mit dem höchsten Gesamtcholesteringehalt im Blut ein viermal höheres Risiko auf als diejenigen mit dem geringsten Cholesterin. Für Frauen und für Personen über 50 Jahre zeigte sich kein solcher Zusammenhang. Eine Prüfung der Framingham-Studie im Jahre 1987 zeigte, dass bei Personen über 50 eine Absenkung des Cholesterinspiegels um 1 mg/dl zu einer Steigerung der Gesamttodesrate von 11 % und zu einer Steigerung der Todesrate durch Herzkrankheiten um 14 % führte[10]. In der Framingham-Studie, der größten zu dieser Fragestellung vorliegenden Kohortenstudie, findet sich keinerlei Korrelation zwischen dem Cholesterinspiegel und dem Schlaganfallrisiko[11]. Auch eine Metaanalyse von 45 Kohortenstudien mit insgesamt 450.000 beobachteten Individuen und über 13.000 beobachteten Schlaganfällen ergab keinerlei Korrelation zwischen dem Cholesterinspiegel und dem Schlaganfallrisiko. Allenfalls bei unter 45-jährigen Patienten besteht möglicherweise eine leichte positive Korrelation[12].

Cholesterinsenker stellen heute das weltweit umsatzstärkste Segment des Pharmamarktes dar. Im Jahre 2004 wurden mit Cholesterinsenkern weltweit Umsätze von 27 Milliarden US-Dollar erzielt, bei einer Wachstumsrate von 10,9%. Umsatzstärkstes Medikament ist Atorvastatin (Lipitor®, Sortis®) des US-Herstellers Pfizer, welches 2005 einen Umsatz von weltweit 12,2 Milliarden US-Dollar

---

[9] Cognitive impairment associated with atorvastatin and simvastatin. In: Pharmacotherapy. 23(12), Dec 2003, S. 1663–1667

[10] K. M. Anderson, W. P. Castelli, D. Levy: Cholesterol and mortality. 30 years of follow-up from the Framingham study. In: JAMA. Band 257, Nummer 16, April 1987, S. 2176–2180, PMID 3560398

[11] W. P. Castelli, K. Anderson, P. W. Wilson, D. Levy: Lipids and risk of coronary heart disease. The Framingham Study. In: Ann Epidemiol. 2, 1992, S. 23–28.

[12] Prospective Studies Collaboration. Cholesterol, diastolic blood pressure, and stroke: 13 000 strokes in 450 000 people in 45 prospective cohorts. In: The Lancet.346, 1995, S. 1647–1653.

erzielte. Dieses Medikament spielt allerdings auf dem deutschen Markt heute keine wesentliche Rolle mehr, seit die Krankenkassen eine Festbetragsregelung für Statine eingeführt haben. Weltweit nehmen etwa 25 Millionen Menschen regelmäßig cholesterinsenkende Präparate ein. Folgt man den Richtlinien und Zielwerten, so handelt es sich bei dem überwiegenden Teil der erwachsenen Bevölkerung um behandlungsbedürftige „KHK-Risikopatienten". So sollte etwa ein gesunder 40-jähriger deutscher Mann mit normalem Blutdruck, der nie geraucht hat und keine koronaren Herzerkrankungen in der Verwandtschaft hat, mit für seine Altersgruppe durchschnittlichen LDL- und HDL-Werten (168 mg/dl bzw. 37 mg/dl), entsprechend den Richtlinien bereits eine medikamentöse Therapie in Erwägung ziehen. Erreicht er mit diesen durchschnittlichen HDL- und LDL-Werten das Alter von 45 Jahren, so gehört er bereits in die „Risikoklasse 2", in der er entsprechend den Richtlinien bereits mittels einer medikamentösen Therapie seinen LDL-Spiegel auf 130 mg/dl absenken sollte. Erreicht er ein durchschnittliches Lebensalter, so ist damit zu rechnen, dass er etwa 35 Jahre lang regelmäßig Medikamente zur Cholesterinsenkung einnehmen wird. Demgegenüber liegt bis heute keine einzige Studie vor, die für diesen „Patienten" auch nur einen geringfügigen Nutzen einer Cholesterinsenkungstherapie zeigen würde. Kritiker sehen in diesen Richtlinien daher in erster Linie ein Instrument zur Steigerung der Umsätze der pharmazeutischen Industrie.

Die überwiegende Zahl der Forscher im Bereich Cholesterin und Koronare Herzkrankheit, darunter auch die Autoren der NCEP-Richtlinien und die Vorstände der deutschen DGFF (Lipid-Liga), seien in einem hohen Maße finanziell von Fördermitteln der Pharmaindustrie abhängig oder profitierten sogar persönlich von Beratungs- und Vortragshonoraren oder Aktienoptionen dieser Firmen, für die wiederum die Medikamente zur Cholesterinsenkung der größte Umsatzträger sind.

Fazit: Die auf der Cholesterinhypothese beruhenden Empfehlungen führen häufig dazu, dass sich gesunde Menschen prophylaktisch einer risikobehafteten medikamentösen Therapie unterziehen. Auf Basis der umfangreichen Studienlage zu dieser Fragestellung wird zunehmend angezweifelt, dass ein auslösender, kausaler Zusammenhang zwischen dem Cholesterinspiegel und der Koronaren Herzkrankheit (KHK) besteht. Der Patientin wird geraten, den Darm mittels Ernährungsumstellung[13] und Lactobazillen zu sanieren. Generell sollte auf Magenschutzpräparate und vermeintlich gesunde neutralisierende Basendrinks verzichtet werden, im weiteren Verlauf auch auf die das Mikrobiom schädigenden Analgetika. Die Belegtheit der Zunge sowie die Druckschmerzhaftigkeit der oben erwähnten Akupunkturpunkte können als Therapieerfolgskontrolle verwendet werden: Verbessert sich die energetische Situation von Darm und Leber, bauen sich die Stoffwechselprodukte in den verschiedenen Kompartimenten ab, was dann zu einer Verringerung der Entzündungen und der Schmerzhaftigkeit in Muskeln, Gelenken, Sehnen und Bändern führt. Die Druckschmerzhaftigkeit der Akupunkturpunkte lässt dann nach und auch der Belag auf der Zunge wird weniger, sobald der Pilz durch Candida albicans verschwindet. Die Sehleistung sowie die Schlafstörung mit der bleiernen Müdigkeit während des Tages werden sich entsprechend wieder verbessern. Eine Infiltrationsbehandlung der Facettengelenke, wie von der Klinik vorgeschlagen, wird dann ebenfalls überflüssig werden.

---

[13] Dazu gehört der Verzicht auf sog. Transfettsäuren in Fast Food. Ein besonders gefährlicher Bestandteil der Transfettsäuren ist das sog. unnatürliche Oxy-Cholesterin. Es soll noch weit bedenklicher sein als das sowieso schon als "schlecht" bezeichnete LDL-Cholesterin. Oxy-Cholesterin entsteht, wenn Fett bei hohen Temperaturen erhitzt wird und daraufhin oxidiert - wie das bei der Herstellung von industriell verarbeiteten Nahrungsmitteln und Fast Food gang und gäbe ist. Während das natürliche Oxy-Cholesterin als Nebenprodukt einiger Regelungsprozesse im Körper selbst entstehen kann und offenbar keinen Schaden anrichtet, kann das unnatürliche Oxy-Cholesterin die Funktion der Gallenblase beeinträchtigen, die Blutfettwerte extrem, dauerhaft und unnatürlich in die Höhe treiben, die Elastizität der Blutgefässe überdurchschnittlich beeinträchtigen und sich stärker als alle anderen Cholesterinarten in den Blutgefässen ablagern. Ob Statine Einfluss auf das Oxy-Cholesterin haben können, ist übrigens bislang noch nicht geklärt. Das Risiko für Herzerkrankungen steigt folglich mit dem Verzehr erhitzter oder verarbeiteter Fette und Öle dramatisch an, während naturbelassene fettreiche Lebensmittel und natürliche Öle in unerhitzter Form in wirklich grossen Mengen verzehrt werden können, ohne dass man negative Folgen befürchten müsste. Ein weiterer Aspekt ist die Reduzierung von Kohlenhydraten in der Ernährung: Brot, Nudeln & Zucker erhöhen den Cholesterinspiegel im Blut.

Tabelle an Ernährungsempfehlungen

Stark basische Lebensmittel

- Brennnessel: Ist besonders reich an Mineralien und Vitamin C; fördert die Entgiftung des Körpers.

- Löwenzahn: Ist reich an Eisen und dem Präbiotikum Inulin sowie voller wertvoller Bitterstoffe.

- Petersilie: Sie ist das kaliumreichste Küchenkraut.

- Gräser (wie Gerstengras oder Weizengras): Sind sehr mineralienreich mit einem hohen Chlorophyll-Anteil.

- Schwarzer Rettich: Aufgrund der enthaltenen Senföle auch empfehlenswert bei Erkältungen.

- Grünkohl: Er enthält viele wichtige Vitamine, vor allem Vitamin K.

- Spinat: Ist besonders reich an B-Vitaminen sowie Vitamin C und Beta-Carotin, einer Vitamin-A-Vorstufe.

- Trockenfeigen: Sie enthalten besonders viel Kalium, Calcium und Eisen sowie Ballaststoffe.

- Gurken: Sie stecken voller guter, sekundärer Pflanzenstoffe.

- Fenchel: Ist sehr vitamin- und mineralienreich; seine ätherischen Öle wirken entzündungshemmend und beruhigend.

Basische Lebensmittel

- Obst: Alle Sorten, auch getrocknetes Obst – allerdings ungeschwefelt und ungesüßt. Außerdem nur in vernünftigen Mengen wegen des hohen Zuckergehalts. Nicht für Patienten mit Candida albicans im Darm.

- Smoothies: Solange sie aus frischen Früchten und Gemüse hergestellt werden und ohne Zuckerzusatz sind. Außerdem nur in vernünftigen Mengen wegen des hohen Zuckergehalts. Nicht für Patienten mit Candida albicans im Darm.

- Gemüse und Salate

- Pilze und Algen

- Wildkräuter und Kräuter

- Sprossen: Alle gekeimten Sorten.

- Mandeln und Kokosnüsse: Als Steinfrüchte gehören sie zu den basischen Lebensmitteln.

- Erdmandeln: Die süßlich schmeckende Erdmandel ist eigentlich die Knolle eines Grasgewächses.

- Esskastanie: Als einzige "echte" Nuss ist sie basisch.

- Lupineneiweiß und Konjakpulver bzw. -wurzel: Als einzige pflanzliche Eiweißquelle sind sie basisch.

- Kräutertees: Alle, außer Früchtetee.

Gute saure Lebensmittel

- Hülsenfrüchte: Sind in Massen genossen eine gute pflanzliche Eiweißquelle.

- Vollkorngetreide: Alle, außer Weizen.

- Pseudogetreide: Dazu gehören Quinoa (eiweißreich) und Amaranth.

- Saaten: Ungekeimt.

- Fleisch aus artgerechter, biologischer Haltung: Nur in geringen Mengen verzehren.

- Pflanzliche Proteinpulver

- Tofu: Nur Bio-Tofu ohne bedenkliche Zusatzstoffe.

- Grüner Tee

- Lupinenkaffee

Schlechte saure Lebensmittel

- Fisch, Fleisch und Wurstwaren: Aus konventioneller Haltung.

- Milchprodukte: Mit Ausnahme von Sahne, Butter und Ghee, die als neutral einzustufen sind.

- Fertigprodukte

- Essig: Alle, bis auf Bio-Apfelessig.

- Auszugsmehle / weiße Mehle

- Industriezucker

- Lebensmittelzusatzstoffe

- Kaffee, Früchtetee, Softdrinks und Alkohol

Heiserkeit

Anamnese: Die aus Ungarn stammende Patientin, 44 Jahre alt, selbst Ärztin für Anästhesiologie, erleidet vor drei Jahren eine Rekurrensparese[14] bds. nach einer Kropfoperation. Postoperativ liegt sie über mehrere Wochen beatmet auf der Intensivstation und droht zu ersticken. Erst nach einer langen Rehabilitation kommt es zu einer Stabilisierung des Zustandes, so dass die Patientin wieder spontan ohne Fremdassistenz atmen kann. Seit dem Vorfall ist die Patientin nicht mehr berufsfähig und frühverrentet.

Aurachirurgie: Es zeigt sich eine sehr interessierte und hinsichtlich ihres Krankheitsbildes umfassend gebildete Frau, mit einem massiven inspiratorischen Stridor. Jeder Atemzug ist deutlich zu hören, indem beim Einatmen ein pfeifendes Geräusch ertönt und für den Außenstehenden in beeindruckender Weise erkennbar wird, mit welch großer Mühe die Patientin um Luft ringt. In der aurachirurgischen Exploration zeigt sich eine deutliche Schwarze Magie insbesondere im Halsbereich. Auch eine deutliche Belastung mit dem karmischen Muster der medizinischen Versuche kann gefunden werden, insbesondere eine Magensonde und eine Trachealkanüle, was wieder interessant ist als mögliche Kausalfaktoren der vorliegenden Operationskomplikation. Die Frage, die sich hier stellt, ist, ob die Patientin sich das karmische Muster der medizinischen Versuche schon vererbt mitbrachte oder durch ihre berufliche Tätigkeit als Anästhesistin erworben hat.

---

[14] Die Recurrensparese ist eine durch den Ausfall des Nervus laryngeus recurrens bedingte Lähmung (Parese) der inneren Kehlkopfmuskulatur. Der Nervus laryngeus recurrens innerviert motorisch fast alle Kehlkopfmuskeln (mit Ausnahme des Musculus cricothyroideus) und sensibel die Schleimhaut des Kehlkopfs unterhalb der Stimmritze (subglottischer Raum). Eine Recurrensparese kann unter anderem bedingt sein durch: Läsion des Nerven bei operativen Eingriffen im Halsbereich, vor allem an der Schilddrüse (z.B. Thyreoidektomie), Infiltration und Destruktion des Nerven durch Schilddrüsenkarzinome, Ösophaguskarzinome oder Tumoren des oberen Mediastinums, Metastasen (z.B. Bronchialkarzinom), Trauma im Halsbereich, Aortenaneurysma, Neuritis, Virusinfekte, Schädigung übergeordneter Hirnstrukturen. Bei der klinischen Symptomatik muss prinzipiell zwischen einer einseitigen und einer doppelseitigen Parese unterschieden werden. Die einseitige Recurrensparese ist gekennzeichnet durch die Lähmung aller inneren Kehlkopfmuskeln einer Seite bleibt die betroffene Stimmlippe in der sogenannten Paramedianstellung. Daraus resultiert eine (manchmal diskret ausgeprägte) Heiserkeit. Betroffene verlieren die Fähigkeit zu Singen. Bei der beidseitigen Recurrensparese verharren beide Stimmbänder in Medianstellung. Daraus resultieren: Atemnot, Heiserkeit (diskret) und ein inspiratorischer Stridor. Bei der doppelseitigen Rekurrensparese ist schulmedizinisch meistens aufgrund der ausgeprägten Atemnot eine Tracheotomie durchzuführen. Zum Sprechen kann eine Sprechkanüle eingelegt werden. Besteht die Schädigung länger als 1 Jahr, so ist nach schulmedizinischer Ansicht mit einer Wiederherstellung der Funktion nicht mehr zu rechnen. In solchen Fällen ist, um ein dauerhaft bestehendes Tracheostoma zu vermeiden, ein operativer Eingriff zur Erweiterung der Stimmritze indiziert.

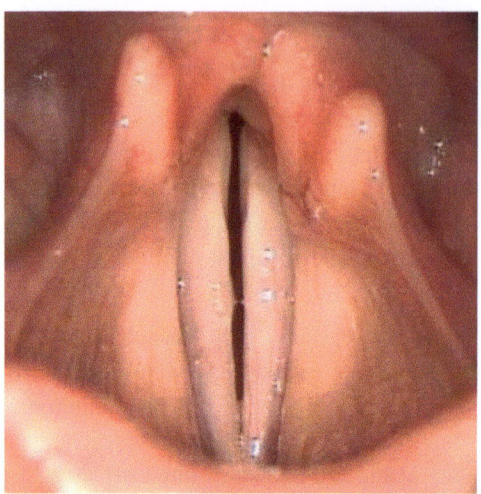

Abb. 103: *Stimmbänder in Medianstellung während der Einatmungsphase. Dadurch kommt es zu einem massiven inspiratorischen Stridor, bedingt durch die Enge, durch die die Luft mit viel Mühe eingesogen werden muss.*

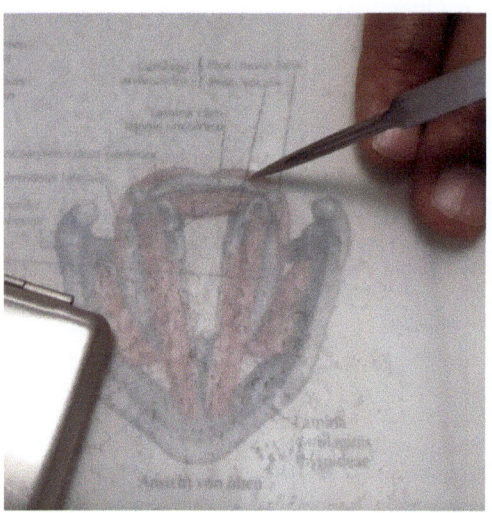

Abb. 104: *Aurachirurgische Operation an den Musculi cricoarytenoidei posteriores, die als einzige Muskeln für die Stimmritzenöffnung zuständig sind: Straffung der Muskulatur durch Einziehen virtueller Bänder und Fixation mit virtuellen Schrauben an den Knorpeln. Intonation von „i" als Bewusstseinstechnik zum Zusammenführen der Strukturen nach innen (siehe Lehrbuch der Aurachirurgie).*

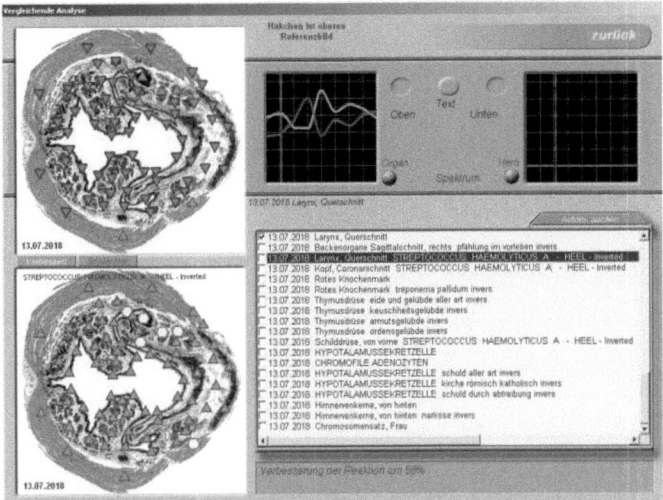

Abb. 105: *Larynx Querschnitt: Energetische Störung, bei Invertierung von Streptococcus haemolyticus Verbesserung des energetischen Befunds um 58%. Denkbar ist die sekundäre Besiedelung des Larynx mit Streptococcus haemolyticus auf Grund der bestehenden Rekurrensparese und der dadurch vorhandenen irregulären anatomisch-physiologischen Verhältnisse.*

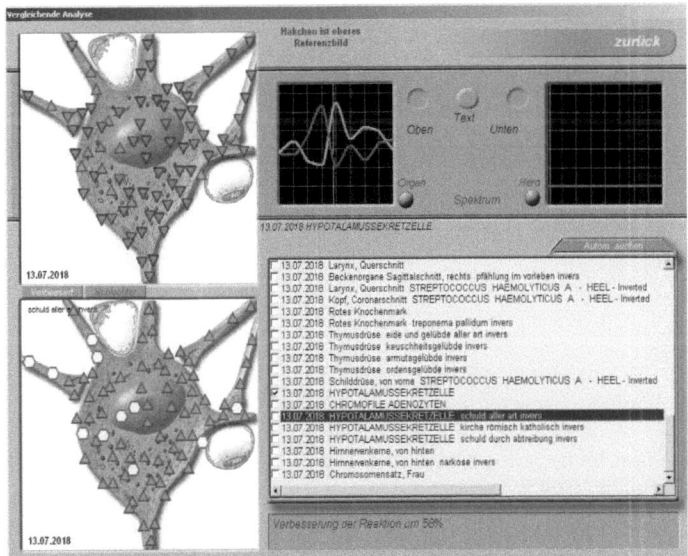

Abb. 106: *Hypothalamussekretzelle: Energetische Störung, bei Invertierung von Schuld aller Art Verbesserung des energetischen Befunds um 58%.*

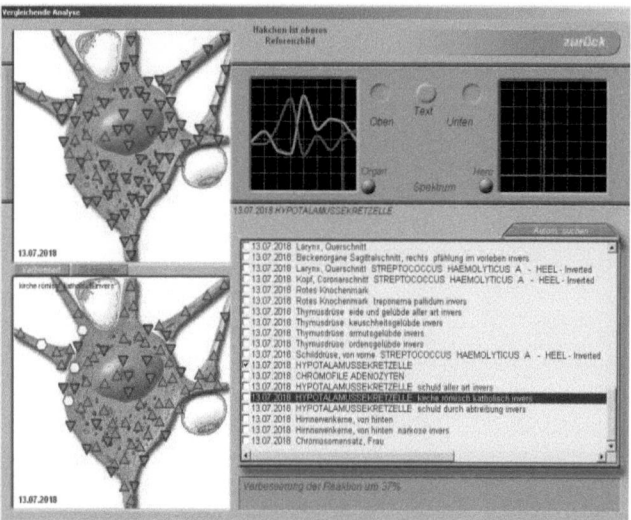

Abb. 107: *Hypothalamussekretzelle: Energetische Störung, bei Invertierung von Kirche römisch katholisch Verbesserung des energetischen Befunds um 37%.*

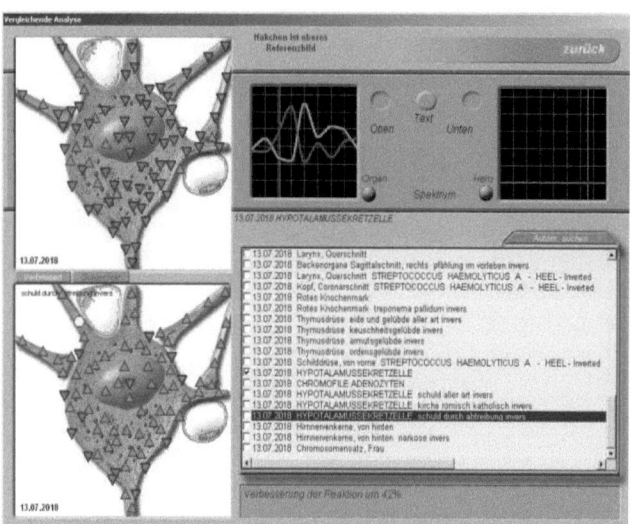

Abb. 108: *Hypothalamussekretzelle: Bei Invertierung von Schuld durch Abtreibung Verbesserung des energetischen Befunds um 42%. Die Patientin gibt an, vor vielen Jahren eine Abtreibung durchgeführt zu haben, ein Vorkommnis nach einem ersten Geschlechtskontakt mit einer flüchtigen Bekanntschaft, die gleich zu einer Schwangerschaft geführt habe. Nachdem ihre medizinische Karriere damals im Vordergrund stand, habe sie sich zu einer Abtreibung entschlossen.*

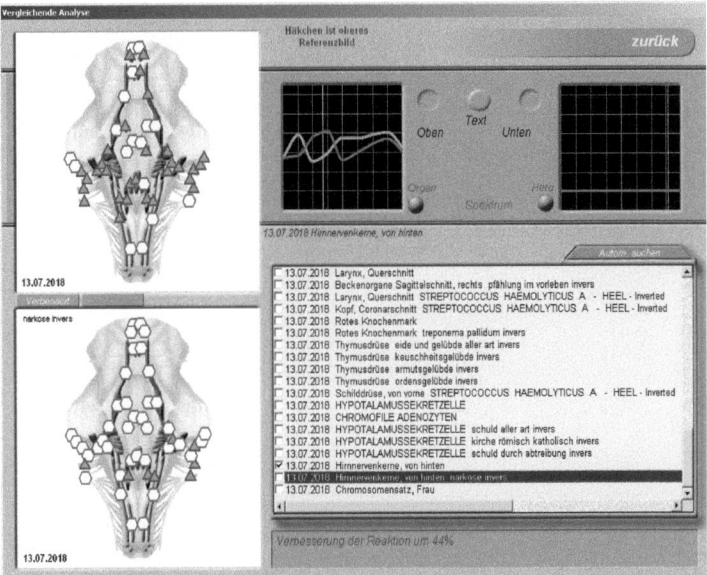

Abb. 109: *Hirnnervenkerne: Bei Invertierung von Narkose Verbesserung des energetischen Befunds um 44%. Die Patientin war mehrfach operiert worden.*

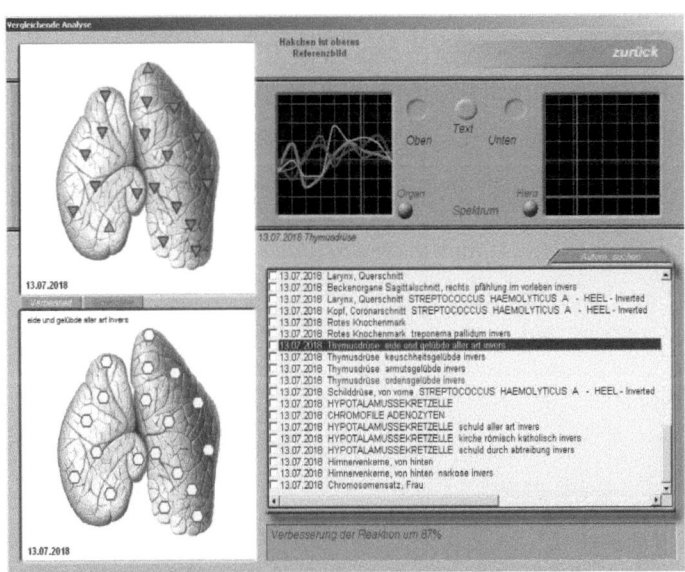

Abb. 110: *Thymusdrüse: Energetische Störung, bei Invertierung von Eide und Gelübde aller Art kommt es zu einer Verbesserung des energetischen Befundes um bemerkenswerte 87%.*

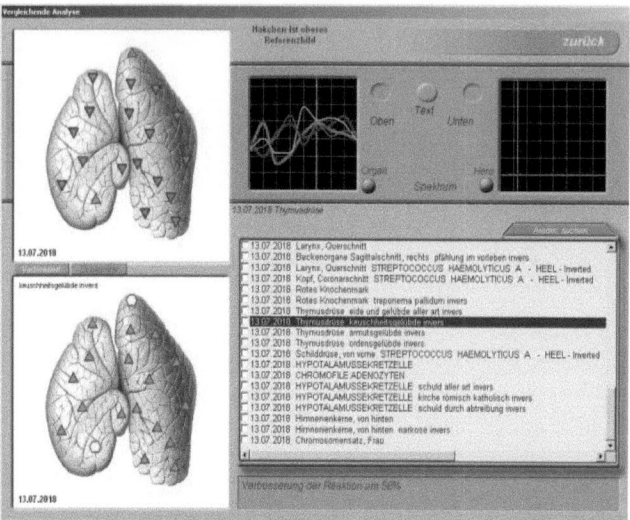

Abb. 111: *Thymusdrüse: Bei Invertierung von Keuschheitsgelübde kommt es zu einer Verbesserung des energetischen Befundes um bemerkenswerte 58%. Dazu passt der Sachverhalt der Abtreibung, die Schwangerschaft stand dem Keuschheitsgelübde entgegen.*

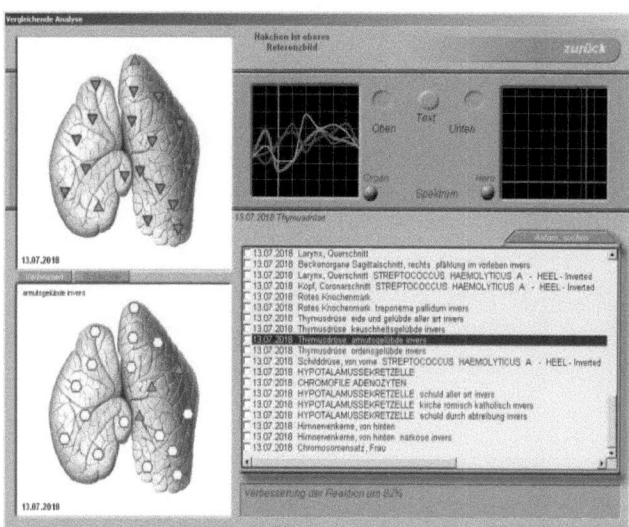

Abb. 112: *Thymusdrüse: Bei Invertierung von Armutsgelübde kommt es zu einer Verbesserung des energetischen Befundes um bemerkenswerte 82%. Ganz offensichtlich spielte die Angst vor Armut auch ein großes Thema bei der Abtreibung.*

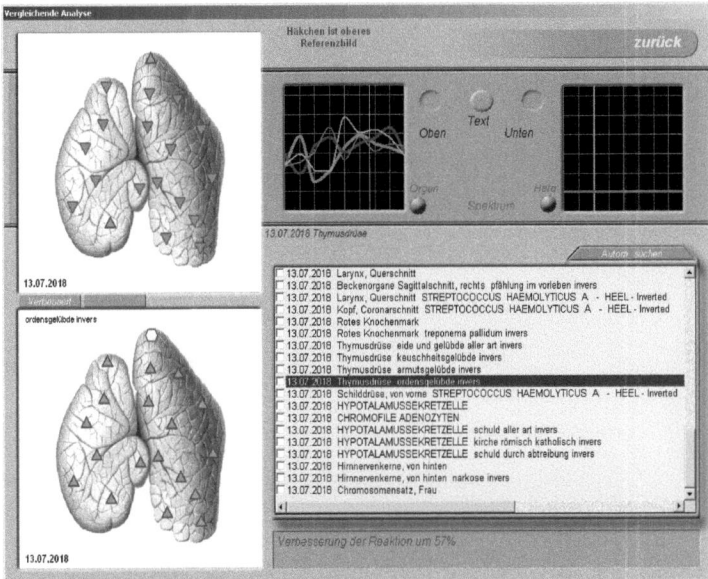

Abb. 113: *Thymusdrüse: Bei Invertierung von Ordensgelübde kommt es zu einer Verbesserung des energetischen Befundes um bemerkenswerte 57%.*

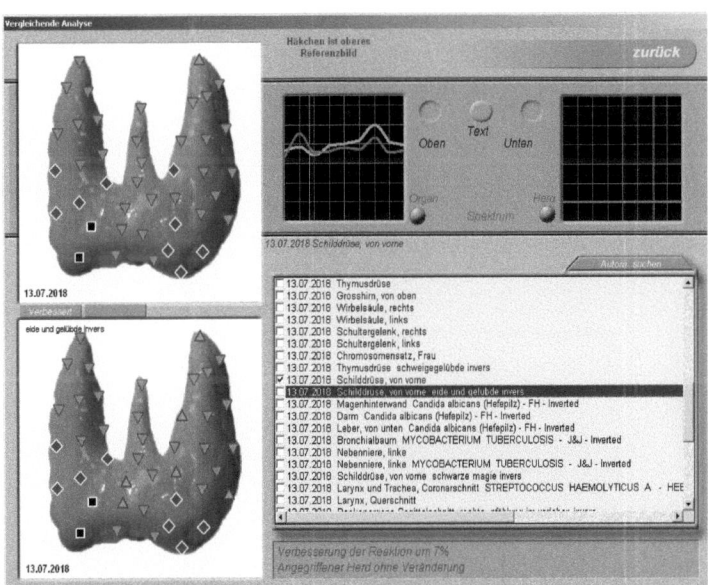

Abb. 114: *Schilddrüse: Energetische Störung, bei Invertierung von Eide und Gelübde kommt es zu einer Verbesserung des energetischen Befundes um nur 7%.*

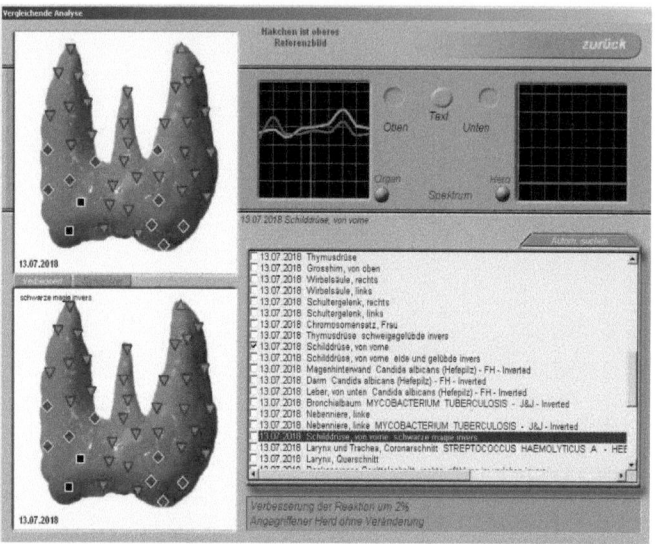

Abb. 115: *Schilddrüse: Bei Invertierung von Schwarze Magie kommt es zu einer Verbesserung des energetischen Befundes um nur 2%.*

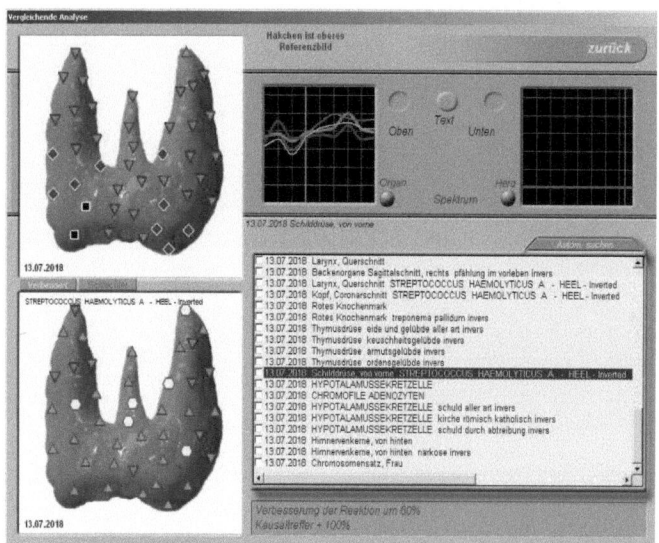

Abb. 116: *Schilddrüse: Bei Invertierung von Streptococcus haemolyticus kommt es zu einer Verbesserung des energetischen Befundes um 60%. Damit ist die Kausalität der energetischen Störung eindeutig nachgewiesen, zumal alle anderen möglichen Kausalitäten zuvor geprüft wurden und ausscheiden.*

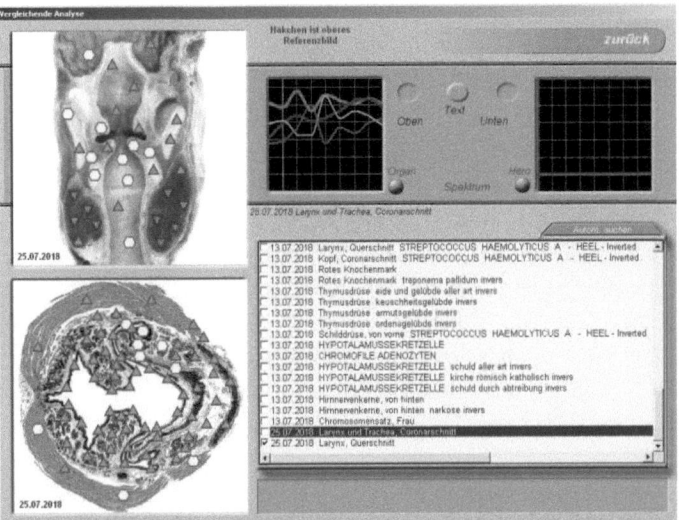

Abb. 117: *Larynx und Trachea sowie Larynx im Querschnitt, 12 Tage nach homöopathischer Ausleitungstherapie: Keine energetische Belastung mehr vorhanden.*

Bewertung: Zusätzlich zu der beidseitigen Rekurrensparese durch intraoperative Schädigung der Nervi recurrentes, nach Vermutung der Patientin durch einen durch den Operationsassistenten wohl zu straff gehaltenen Operationshaken, findet sich zusätzlich noch die energetisch-informatorische Belastung des Kehlkopfes durch Streptococcus haemolyticus, wohl eine Spätfolge der zugrunde liegenden anatomisch-physiologischen Abnormalität bei beidseitiger Rekurrensparese. Aus aurachirurgischer Erfahrung ist bekannt, dass sich bakterielle Erreger bevorzugt in energetisch gestörten Arealen festsetzen, wie dies bei dem gelähmten Kehlkopf der Fall ist. Das gleiche kennen wir aus energetischen Belastungen im Rahmen von karmischen Mustern, die zur sekundären Besiedelung mit Mikroorganismen führen können. Ein Beispiel hierfür sind rezidivierende Hals- und Mandelentzündungen bei einem zugrunde liegenden karmischen Muster des Erhängens mit der Einschnürung am Hals durch einen virtuellen Strick in der Aura. Aus der feinstofflichen Perspektive der Aurachirurgie ist nicht auszuschließen, dass es sich bei der Kehlkopfparese um eine Operationskomplikation infolge des zugrunde liegenden karmischen Musters der Schwarzen Magie handelt, was bei der aus Ungarn stammenden Patientin im Halsbereich so deutlich ausgeprägt ist. Ungarn als ein in Südosteuropa liegendes Land ist eine Hochburg schwarzmagischer Umtriebe, was von der Patientin im Gespräch bestätigt wird. Sie selbst erinnert sich an einige eigenartige Vorfälle, die sie in ihrer Zeit in Ungarn erlebt habe. Dieser Theorie entgegen steht die Prüfung der Schilddrüse in der NLS-Analyse auf Schwarze Magie, die eine Verbesserung des energetischen Befundes um lediglich 2% bei Invertierung im Vegetotest ergibt, was als nicht signifikant einzustufen ist. Aus aurachirurgischer Erfahrung ist zu sagen, dass gerade die karmische Belastung durch die Schwarze Magie immer wieder zu komplikationsreichen Operationsverläufen und auch zu postoperativen Wundheilungsstörungen führen kann. Die Untersuchung auf Selbstsabotage oder auch Selbstzerstörungsprogrammierung durch Treponema pallidum ergibt keinen positiven Befund, was angesichts der vorliegenden Konstellation durchaus auch denkbar wäre. Bemerkenswert ist die deutliche energetische Belastung der Thymusdrüse durch Eide und Gelübde, insbesondere durch ein Keuschheits- und ein Armutsgelübde. Dabei ist es immer wieder beeindruckend, mit welcher Schlüssigkeit die NLS-Analyse einzelne seelische Belastungen differenzieren kann, obwohl im Vegetotest der Aurachirurg freie Texte eingibt. So zeigt sich bei Invertierung von Eide und Gelübde aller Art ein deutlicher Wert von 82%, während sich die einzelnen Gelübde mit jeweils geringeren Werten in das Gesamtbild fügen. Bemerkenswert ist die positive Einstellung, mit der die Patientin ihr Schicksal meistert: Sie empfindet den Vorfall, der letztlich zum Ende ihrer bis dahin sehr positiv verlaufenen medizinischen Karriere führt, als Gnade des Schicksals, auf Grund dessen sie auf die wahren Werte des Lebens zu blicken gelernt hat. War sie früher als Anästhesistin nur eine Art „Arbeitssklave" mit einem 12-stündigen Arbeitstag, blickt sie heute viel entspannter auf die Dinge und kann genießen. Nach einer langen Rehabilitationsbehandlung habe sie sogar einen Mann kennengelernt, mit dem sie jetzt zusammen ein 4-jähriges Kind habe, das ihr ganz großes Glück sei. Ihr Ziel sei es, sich mehr den geistigen Themen der Medizin zuzuwenden, alternativen Behandlungsverfahren, die ihr deutlich mehr an beruflicher Befriedigung geben als die vormalige Arbeit als Anästhesistin.

Über den Autor

Dr. med. Mathias Künlen.

Studium der Humanmedizin an der LMU in München.

Studium der Informatik an der Fachhochschule München.

Deutsches medizinisches Staatsexamen 1988.

US amerikanisches medizinisches Staatsexamen FMGEMS 1989.

Facharzt für Neurologie seit 1994.

Gründer und Vorstand der Softmark AG Grünwald, Softwareentwicklung im Bereich des Cognitive Computing.

Gründer des IFA Institut für Aurachirurgie AG, Fürstentum Liechtenstein.

Shotokan Karate 1. DAN im DKV Deutscher Karateverband.

Kyusho Jitsu 1. DAN im DKV Deutscher Karateverband.

Für eine Kontaktaufnahme schicken Sie bitte eine E-Mail an

info@aurachirurgie.me

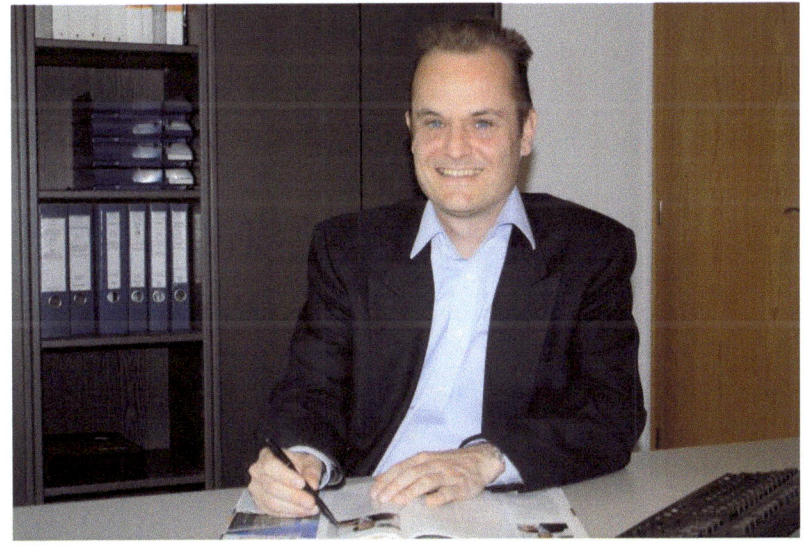

Index